KPU –
KRYPTOPYRROLURIE

KPU – KRYPTOPYRROLURIE

VERSTEHEN • URSACHEN BEHANDELN • BESCHWERDEFREI LEBEN

Dr. med. Joachim Strienz

ZUCKSCHWERDT

Leben Sie nicht länger mit den Beschwerden

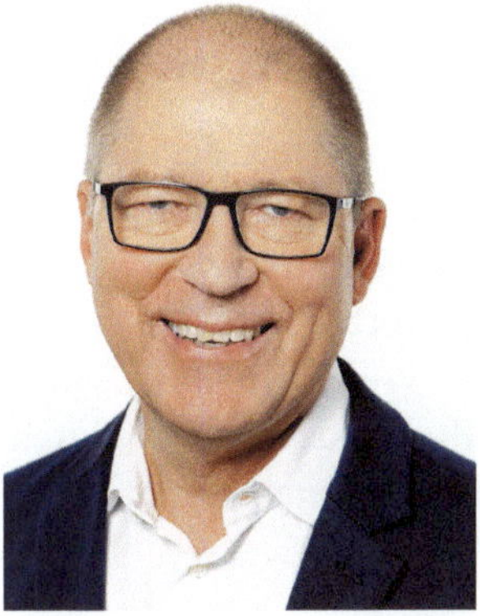

KPU (Kryptopyrrolurie) wird durch eine Störung im Porphyrie-Stoffwechsel verursacht und führt zu einem Verlust von Vitamin B6, Zink und Mangan im menschlichen Organismus. Die Folgen sind sehr unterschiedlich ausgeprägt und betreffen verschiedene Organsysteme.

Frauen erkranken häufiger als Männer. Alle Altersgruppen können betroffen sein. Diese Stoffwechselstörung ist in Deutschland wenig bekannt, obwohl sie bereits in den 70er-Jahren des letzten Jahrhunderts in den USA von Carl C. Pfeiffer entdeckt worden war. Viele dieser Patienten leiden an einer Unterfunktion der Schilddrüse, verursacht durch eine Hashimoto-Thyreoiditis. In unserer Praxis wurden viele Patienten mit dieser Schilddrüsenerkrankung behandelt. Trotz optimaler Substitutionstherapie mit L-Thyroxin gab es immer wieder Patienten, die keinerlei Verbesserung ihrer Beschwerden verspürten, weshalb auch Untersuchungen zum Ausschluss weiterer Autoimmun-erkrankungen durchgeführt wurden.

Den Anstoß gaben die Patienten selbst, indem sie mich auf Kryptopyrrolurie aufmerksam machten. Die Skepsis war zunächst groß, denn es gab viele offene Fragen. Als aber die ersten Therapieversuche Erfolg zeigten, war der Weg frei, sich intensiver mit dieser Stoffwechselstörung zu befassen.

Es wäre zu hoffen, dass künftige Forschungen die Ursachen noch weiter abklären könnten, um die Therapie zu verbessern. Dieser Stoffwechselstörung fehlt die Dramatik der klassischen Porphyrie, denn sie nimmt einen schleichenden, chronischen Verlauf. Die Folgen für den Patienten sind allerdings trotzdem von großer Bedeutung. Dieser Ratgeber soll helfen, mit dieser Erkrankung besser zurechtzukommen.

Um dabei stets den neuesten Stand der Medizin wiedergeben zu können, wird der Ratgeber laufend aktualisiert.

Jetzt ist es soweit! Es kommt nun schon die 7. Auflage. Das Buch wird also gelesen, und es beschäftigen sich Menschen mit dem Thema KPU. Es hat auch nicht an Aktualität verloren. Trotzdem war es jetzt Zeit, das Buch einmal genau durchzusehen, ob sich in der Zwischenzeit Veränderungen ergeben haben. Dieses Buch soll nicht statisch sein, denn in der Medizin ist wie überall das Wissen im Fluss. Dinge ändern sich. Neues kommt hinzu und Überholtes kann weg. Dadurch entsteht Lebendigkeit und Frische. Ich hoffe, dass dem Leser dies auffällt.

Zwei neue Kapitel sind dazugekommen. Endlich wird auch das Problem mit den schlechten Zähnen thematisiert und es gibt Vorschläge zur Verbesserung der Zahngesundheit.

Und dann noch ein Kapitel über Impfungen. Hierzu gibt es sehr kontroverse Meinungen. Ich habe mich klar für Impfungen entschieden und dies auch begründet. Das wird Stoff für Diskussionen geben. Das werde ich aber aushalten. Das Buch wird dadurch nur noch lebendiger.

Ich bedanke mich sehr beim Verleger des Zuckschwerdt-Verlags, Herrn Dr. Jörg Meidenbauer, für sein Interesse an der Fortführung und an der weiteren Verbesserung dieses Buches.

Joachim Strienz

Inhalt

Basics

KPU oder HPU?

Kryptopyrrol ist chemisch exakt 2,4-Dimethyl-3-Ethylpyrrol. Diese Verbindung wurde erstmals von *Donald G. Irvine* 1969 entdeckt und 1970 von *A. Sohler*, dem leitenden Chemiker des Brain Bio Centers in Princeton, NJ, bestätigt.

HPU (5-Hydroxy-Hämopyrrollaktam-Zink-Chelat-Komplex) ist eine chemische Verbindung, die im Urin nachgewiesen werden kann. Sie wurde um das Jahr 2000 in den Niederlanden von Mitarbeitern des KEAC (Klinisch Ecologisch Allergie Centrum) in Weert in Zusammenarbeit mit der Universität in Wageningen als Hauptbestandteil einer Stoffwechselstörung identifiziert.

Was ist der Unterschied?

Es sind unterschiedliche Messmethoden. Die Amerikaner machen keinen Unterschied und nennen die Patienten einfach „Pyrrolics". In Europa existieren beide Bezeichnungen. Die Labors in Deutschland und in der Schweiz messen meist Kryptopyrrol. In den letzten Jahren wird bei uns zunehmend auch HPU gemessen.

Eine Kryptopyrrol-Bestimmung weicht nur geringfügig von einer HPU-Bestimmung ab, die aufwendiger und teurer ist. *Tapan Audyha* hat einen Korrelationsfaktor für beide Tests entwickelt. Er liegt bei 0,92. Anders ausgedrückt: Es besteht eine starke Übereinstimmung zwischen den Testergebnissen, die man beim „HPU-Test" oder beim „KPU-Test" (Kryptopyrrol-Test) erhält. Deshalb gehe ich davon aus, dass Patienten, bei denen ausschließlich auf HPU getestet wurde, sehr ähnliche klinische Symptome aufweisen wie Patienten mit KPU und die Therapie sich ebenfalls nicht wesentlich unterscheidet. Ein gemeinsamer Begriff für beide Krankheitsbezeichnungen ist die Bezeichnung „Pyrrolurie".

Die Untersuchungsergebnisse in diesem Buch wurden überwiegend an Patienten mit einer erhöhten morgendlichen Ausscheidung von Kryptopyrrol im Urin erhoben. Im Text wird deshalb die Bezeichnung Kryptopyrrolurie bevorzugt, neben den Begriffen KPU und HPU.

Das Wichtigste auf einen Blick

Wenn Ihr Arzt Ihnen mitteilt, dass Sie an KPU leiden, ergeben sich sehr viele Fragen. Dieser Ratgeber soll Ihnen helfen, mit Ihrer Erkrankung besser zurechtzukommen und die Krankheitssymptome besser zu deuten. Nicht alle Symptome müssen bei Ihnen vorkommen. Dieser Ratgeber soll auch mithelfen, dass Ihre Mitmenschen Sie besser verstehen. Dadurch können Missverständnisse vermieden werden.

Was bedeutet KPU, was bedeutet HPU?

KPU ist eine Abkürzung für Kryptopyrrolurie. Kryptopyrrol ist eine chemische Substanz, die über den Urin ausgeschieden wird. Der exakte chemische Name ist 2,4-Dimethyl-3-Ethylpyrrol. Eine ältere Bezeichnung ist Malvaria. Die Substanz wurde 1969 entdeckt. Es ist das Verdienst von *Carl Curt Pfeiffer* am Brain Bio Center in Princeton, New Jersey, dass ab 1970 klinische Untersuchungen über diese Erkrankung stattfanden. Seine Forschung wirkt bis heute. HPU steht für 5-Hydroxy-Hämopyrrollaktam-Zink-Chelat-Komplex. Diese chemische Verbindung kann ebenfalls im Urin nachgewiesen werden.

Woher kommt das Pyrrol?

Pyrrole sind Bausteine des Häms, also des roten Blutfarbstoffs. Aber auch das Entgiftungssystem der Leber Zytochrom P 450 besteht aus diesen Bausteinen. Es handelt sich um komplexe Ringsysteme, in deren Zentrum ein Metall-Ion als Zentralatom gebunden ist. Beim Hämoglobin ist es Eisen. Von Bedeutung ist, dass es aufgrund mehrerer Enzymdefekte zu Häm-Synthese-Störungen kommt, wodurch ein Anstieg von Pyrrolen im Blut auftritt. Diese Pyrrole werden schließlich über die Niere ausgeschieden.

Was passiert bei der Ausscheidung über die Nieren?

Das Pyrrol bildet mit Pyridoxal-5-Phosphat, das ist die chemische Bezeichnung für aktiviertes Vitamin B6, Zink und auch in geringerem Ausmaß mit Mangan einen Komplex, der dann mit dem Urin ausgeschieden wird. Durch diesen Vorgang kommt es zu einem Defizit dieser Stoffe im menschlichen Körper, das allein mit der Ernährung nicht ausgeglichen werden kann.

Wie häufig kommt diese Krankheit vor?

Es wird geschätzt, dass bei etwa 10 % der Bevölkerung Kryptopyrrol im Urin nachweisbar ist. Dabei können viele dieser Menschen jedoch völlig ohne Symptome sein. Frauen sind viel häufiger betroffen als Männer. Das Verhältnis beträgt etwa 8:1.

Ist diese Krankheit erblich?

Eine familiäre Häufung ist feststellbar, es scheint eine genetische Anlage zu bestehen. Es wurde außerdem beobachtet, dass in diesen Familien häufiger Mädchen als Jungen geboren werden.

Ist diese Krankheit ansteckend?

KPU ist nicht ansteckend wie beispielsweise Schnupfen. Auch über eine Bluttransfusion ist diese Stoffwechselstörung nicht übertragbar.

Wie wird KPU im Labor festgestellt?

Für die Urinuntersuchung werden etwa 10 ml frischer morgendlicher Urin benötigt, der in ein Spezialröhrchen eingefüllt wird, das Vitamin C als Stabilisator enthält. Der Urin muss spätestens nach fünf Tagen untersucht werden.

Alle Vitamin-B6-Präparate und Zink müssen eine Woche lang vorher abgesetzt werden, weil sonst das Messergebnis zu niedrig ausfallen kann (falsch negativ). Die Messung erfolgt mit einem UV-Photometer bei 540 nm Wellenlänge. Bei der Messung von KPU ist ein Wert über 13 µg/dl pathologisch. Wenn HPU, der 5-Hydroxy-Hämopyrrollaktam-Zink-Chelat-Komplex, gemessen wird, liegt der Grenzwert bei 0,6 µmol/l.

Welche Symptome sprechen für KPU?

KPU ist verantwortlich für eine Vielzahl von Beschwerden und Symptomen. Nicht alle müssen zutreffen. Hier eine Zusammenstellung:

Äußeres Erscheinungsbild

Das Gesicht ist blass, manchmal zeigt sich auch ein gelblicher Schimmer. Es wird über Juckreiz am Körper berichtet. Das Gesicht wird auch in der Sonne nicht braun im Gegensatz zu den Oberarmen, die durchaus gebräunt sein können. Dadurch wird der Unterschied der Hautfarbe noch deutlicher. Sonnenlicht wird allgemein schlecht vertragen, ebenso grelles Licht. Das Gesicht ist etwas aufgedunsen mit Schwellungen im Bereich der Wangen und um die Augen. Es fallen Augenringe auf. Scheinbar liegen die Augen tiefer in den Augenhöhlen. Die Schneidezähne sind betont und liegen eng zusammen. Der Zahnschmelz ist weich und oft sind die Zähne kariös. Die Lippen sind blass und die Bindehäute der Augen sind hell. An der Haut sind Bindegewebsstreifen (Striae) wie nach einer Schwangerschaft zu sehen, z.B. an Oberschenkeln, Brüsten und Hüften. Die Fingernägel weisen weiße Flecken auf. Die Haare sind oft licht und es wird über Haarausfall berichtet. Manchmal besteht ein süßlicher Körpergeruch. Akne, Ekzeme und Schuppenflechte kommen gehäuft vor.

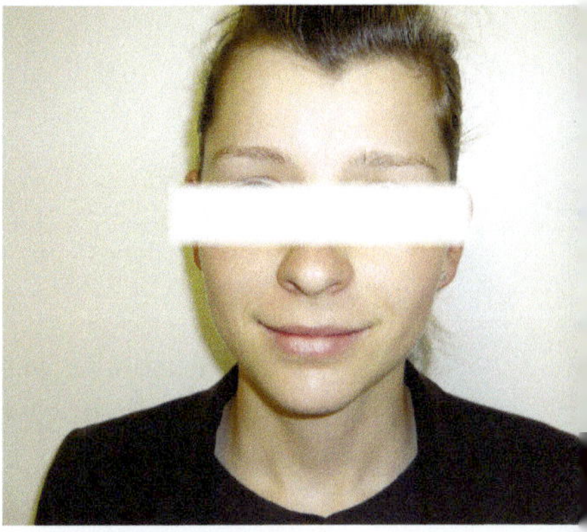

KPU-Betroffene sind häufig sehr blass.

Bewegungsapparat

Die Gelenke sind allgemein überbeweglich (Hypermotilität). Arme, Hände und Finger können überstreckt werden. Eine Besonderheit ist, dass der Daumen so weit überstreckt werden kann, dass er fast bis zur Innenseite des Unterarmes reicht, wo der Puls gemessen werden kann. Im späteren Leben tritt allerdings dann eine zunehmende Steifheit der Gelenke ein, vor allem im Knie- und Beckenbereich. Die Muskulatur ist schwach, es besteht eine allgemeine Muskelschwäche. Dies betrifft vor allem die Arme und den Rumpf.

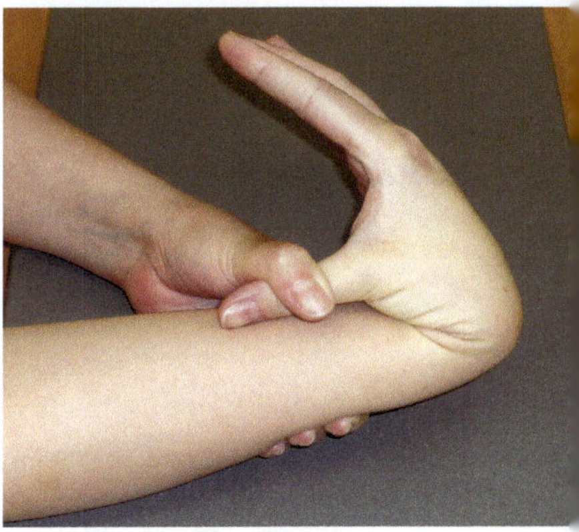

Viele KPU-Betroffene können ihren Daumen weit überstrecken.

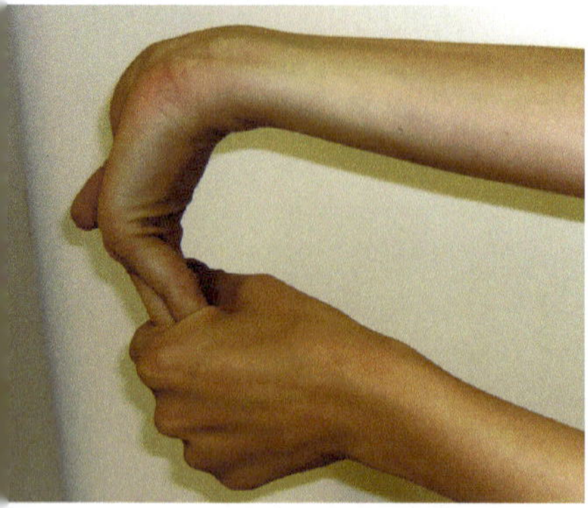
Viele KPU-Betroffene haben überbewegliche Gelenke.

Die Beinmuskulatur ist besser entwickelt. Da rasch eine Überforderung des Bewegungsapparates eintritt, klagen die Patienten oft über Muskel- und Gelenkschmerzen, die uncharakteristisch sind und bisher schlecht auf eine Therapie angesprochen haben.

Magen- und Darmbeschwerden

Magen- und Darmbeschwerden sind häufig. Sehr oft wird berichtet, dass schon kurze Zeit nach dem Essen der Bauch aufgebläht ist und schmerzt. Übelkeit, vor allem morgens, ist häufig. Durchfall und Verstopfung wechseln sich ab. Auch über verstärkten Mundgeruch wird geklagt. Eine vegetarische Ernährung wird oft bevorzugt.

Herz-Kreislauf-System

Bei vielen Patienten mit Kryptopyrrolurie kann im Blut ein erhöhter Homozysteinspiegel gemessen werden. Bis heute ist allerdings nicht geklärt, ob diese Tatsache zu einer Zunahme kardiovaskulärer Erkrankungen führt.

Menstruationsbeschwerden, Schwangerschaftsprobleme, Potenzstörungen

Frauen berichten häufig über eine unregelmäßige Menstruation, klagen über prämenstruelle Syndrome wie vermehrte Reizbarkeit, Konzentrationsstörungen, Spannungsgefühl der Brüste, der Füße und Hände und Schmerzen im Unterbauch. Schwangerschaftserbrechen tritt gehäuft auf. Die Fruchtbarkeit ist herabgesetzt. Schwangerschaftskomplikationen sind häufiger als bei gesunden Frauen. Da Männer seltener an dieser Erkrankung leiden, ist eine Aussage über Potenzstörungen schwierig. Dieses Problem scheint aber bei jungen Männern gehäuft aufzutreten.

Psychische und psychosomatische Störungen

Eine Verschlechterung des Gedächtnisses, vor allem des Kurzzeitgedächtnisses, wird sehr häufig beobachtet. Die Patienten können sich nicht mehr an ihre Träume erinnern. Vor allem Gehörtes können sich die Patienten schlecht merken. Dies führt dazu, dass im Gespräch immer wieder Zwischenfragen gestellt werden, um das Gehörte besser behalten zu können. Auch das Namensgedächtnis ist schlecht. Die Konzentrationsfähigkeit ist herabgesetzt. Die Stimmungslage ist häufig depressiv. Sie wirken erschöpft. Unter Stressbelastung verstärken sich die Leistungsdefizite. Ängste und Panik nehmen zu. Die Folge ist meist ein Rückzug vom gesellschaftlichen Leben. Beschrieben sind auch psychotische Störungen, Halluzinationen und Schizophrenie. Kinder können hyperaktiv sein. Andererseits sind diese Menschen kreativ und originell.

Störungen des Immunsystems

Infekte der oberen Luftwege und Blasenentzündungen bei Frauen kommen gehäuft vor. Bei Kindern sind wiederkehrende Mittelohrentzündungen vorherrschend.

Medikamentenunverträglichkeit

Viele Medikamente werden schlecht vertragen und die Patienten reagieren stark mit Nebenwirkungen. Falls Medikamente erforderlich sind, muss Ihr behandelnder Arzt entscheiden, ob die Medikamentendosis reduziert werden muss. Die wirksame Dosis eines Medikamentes kann 25 % der sonst üblichen Dosierung betragen. Sogenannte porphyrinogene Stoffe sollten vermieden werden. Dies sind chemische Verbindungen oder Hormone, die zu einer Verschlechterung des Häm-Stoffwechsels führen und Krankheitssymptome auslösen können.

Schilddrüsenunterfunktion

Viele Patienten mit KPU leiden an einer Schilddrüsenunterfunktion, wodurch die Beschwerdesymptomatik verstärkt wird.

Ist KPU heilbar?

Die Symptome von KPU können durch die Einnahme von Mikronährstoffen deutlich vermindert oder sogar vollständig beseitigt werden. Vitamin B6, Zink und Mangan müssen dem Körper zugeführt werden. Die vollständige Rückbildung der Symptome kann allerdings

Monate dauern und ist abhängig vom Lebensalter. Bei Kindern werden oft sehr rasche Verbesserungen beobachtet. Falls eine Abschwächung der Symptomatik ausbleibt, müssen weitere Untersuchungen durchgeführt werden. Die Abklärung der Schilddrüsen- und der Nebennierenfunktion steht dann ganz im Vordergrund. Auch eine Überprüfung des Histamin-Stoffwechsels ist sinnvoll. Insgesamt erfordert die Behandlung viel Geduld und Verständnis für die Besonderheiten der Erkrankung.

Beispielhafte Krankheitsverläufe

Um die Vielfalt der Krankheitsverläufe zu zeigen, sind hier einige Beispiele dargestellt.

Chronische Müdigkeit · Depression · Hashimoto

Eine 35-jährige Frau klagt über starke Müdigkeit und Antriebslosigkeit. Sie ist nur noch in der Lage, vier Stunden am Tag am Empfang einer Kanzlei zu arbeiten. Ihre Vergesslichkeit hat trotz eines ausgefeilten Merksystems zugenommen. In der Urlaubszeit, wenn sie vier Wochen in Vollzeit arbeiten muss, bricht sie fast zusammen. Nach der Arbeit muss sie sich sofort hinlegen. Alle Arbeit im Haushalt bleibt liegen. Der Kontakt zu Freunden und Bekannten ist nicht möglich. Seit Jahren nimmt sie ein Antidepressivum vom Typ der Serotonin-Wiederaufnahmehemmer ein, zuletzt nur noch in ganz niedriger Dosis, weil keine Besserung in Sicht ist. Mehrere stationäre Aufenthalte in psychosomatischen Kliniken haben ihr nicht geholfen. Bei der Arbeit zittert sie so, dass sie täglich größere Mengen Baldrian einnimmt, um nicht aufzufallen. Gleichzeitig leidet sie an der atrophischen Form einer Hashimoto-Thyreoiditis, einer entzündlichen Schilddrüsenerkrankung.

Es besteht eine Hypothyreose, sodass Schilddrüsenhormon substituiert werden muss. Nach Erreichen einer normalen Stoffwechsellage kommt es zu keiner Verbesserung. Eine Nebenniereninsuffizienz konnte durch ein Kortisol-Tagesprofil mithilfe eines Speicheltestes ausgeschlossen werden. Die Ausscheidung von Kryptopyrrol ist erhöht. Eine Therapie mit Mikronährstoffen wird begonnen.

In der Zwischenzeit ist ein halbes Jahr vergangen. Die Patientin wirkt im Gespräch zugewandter und aufgeschlossener. Sie kann besser über ihre Probleme sprechen. Die Arbeitsleistung hat sich verbessert, ohne dass schon von einer Normalisierung gesprochen werden kann. Sie macht weniger Fehler und vergisst auch weniger.

Bauchschmerzen · Panikattacken · Unverträglichkeiten

Eine 30-jährige Patientin berichtet über diffuse Bauchschmerzen. Sie hatten im Oberbauch begonnen und waren dann in den linken Unterbauch gewandert. Mehrfach durchgeführte gynäkologische Untersuchungen hatten keinen pathologischen Befund ergeben. Die Patientin ist sehr besorgt. Der Tastbefund ist allerdings unauffällig. Zunehmend treten Panikattacken auf und Weinkrämpfe. Sie glaubt, dass sie an einer schweren Erkrankung leidet. Eine ausführliche stationäre gastroenterologische Abklärung ergibt eine unspezifische Kolitis des gesamten Kolons, der obere Gastrointestinaltrakt weist einen unauffälligen Befund auf. Eine Zöliakie konnte endoskopisch ausgeschlossen werden. Die Laboruntersuchung ergab allerdings Antikörper gegen Gliadin, einer Eiweißkomponente des Klebereiweißes (Gluten) im Getreide. Eine Fruchtzuckerunverträglichkeit wurde im H_2-Atemtest nachgewiesen. Eine Therapie mit Mesalazin, wie von der Klinik vorgeschlagen, bringt rasch eine Besserung der Beschwerden. Nach Dosisreduktion treten die Beschwerden allerdings wieder auf. Der Patientin wird ein Test auf Kryptopyrrol im Urin vorgeschlagen. Dieser ist eindeutig positiv.

Eine Therapie mit Mikronährstoffen wird begonnen. Nach 14 Tagen ist die Patientin beschwerdefrei. Kurzfristig kommt es wieder zu einem Rückfall, als die Patientin nach längerer Arbeitslosigkeit ihre neue Arbeitsstelle in einer weit entfernten Großstadt antreten soll.

Chronische Müdigkeit · Gelenkschmerzen

Ein 33-jähriger Mann beklagt ein Nachlassen seiner Konzentrationsfähigkeit. Sitzungen nachmittags kann er nur mit Mühe durchstehen ohne einzunicken. Er geht zum Arzt, weil bei seiner Tochter eine erhöhte Ausscheidung von Kryptopyrrol im Urin festgestellt wurde. Ihre Schulleistung hatte nachgelassen. Seit Monaten hat er Rücken- und Gelenkschmerzen. Er war schon beim Orthopäden. Die Behandlung hat aber nicht angeschlagen. Kryptopyrrol ist auch bei ihm positiv. Bereits 14 Tage nach der Behandlung mit Mikronährstoffen ist er beschwerdefrei.

Depression · Stimmungsschwankungen · Potenzstörungen

Ein 40-jähriger Mann ist seit Jahren wegen einer Depression in psychotherapeutischer Behandlung. Mehrere Behandlungsversuche mit Antidepressiva wurden unternommen. Er ist depressiv, gleichzeitig aber sehr gereizt, ja aggressiv. „Alles ist falsch gelaufen", bringt er es auf den Punkt. Nach dem Abitur hat er ein Studium begonnen, dann wieder abgebrochen, weil er sich nicht mehr konzentrieren konnte. Zunächst hat er gejobbt, war dann vorübergehend auch selbstständig und ist immer wieder gescheitert. Bei seinem 10-jährigen Sohn beobachtet er eine ähnliche Entwicklung. Jetzt leidet er auch noch an Potenzstörungen. Vater und Sohn haben stark erhöhte Kryptopyrrol-Werte im Urin. Beim Vater besteht außerdem ein deutlicher Androgenmangel.

Beide erhalten eine Mikronährstofftherapie mit Vitamin B6, Zink und Mangan, der Vater zusätzlich eine Androgenersatztherapie. Die depressive Stimmungslage des Vaters bessert sich nur sehr langsam. Der Sohn verändert sich sehr stark. Die Lehrerin glaubt, ein Wunder sei geschehen, weil der Junge sich jetzt plötzlich für die Schule interessiert. Auch die Fressattacken des Jungen nehmen ab.

Morgenübelkeit · Vergesslichkeit · Hormonschwankungen

Bei einer 26-jährigen Frau besteht nach einer Schwangerschaft weiterhin starke morgendliche Übelkeit. Die Patientin ist untergewichtig. Die Pigmentation der Haut ist verstärkt. Die bisherigen Untersuchungen in der Klinik haben keine Erklärung für die Beschwerdesymptomatik erbracht. Eine Psychotherapie hat sie unterbrochen, weil sie glaubt, dass sie körperlich krank sei. Sie ist sehr vergesslich geworden. Um sich abzulenken und als Training, übersetzt sie Bücher in eine Fremdsprache. Nach der Schwangerschaft sind keine Regelblutungen mehr aufgetreten. Die Ausscheidung von Kryptopyrrol ist sehr hoch, der Messwert liegt bei 89 µg/dl. Der Progesteronwert liegt sehr niedrig. Eine Behandlung mit Mikronährstoffen hat nach sechs Monaten keine Besserung erbracht. Die Schilddrüsenfunktion ist normal. Es gibt keine Hinweise für eine Thyreoiditis. Eine Substitutionstherapie mit einer Progesteroncreme wird begonnen. Ein Speicheltest zum Ausschluss einer Nebenniereninsuffizienz wird der Patientin empfohlen.

Rückenschmerzen · ADHS · Anämie

Eine 40-jährige Frau wird beim Orthopäden wegen einer Sakroileitis, einer entzündlichen Veränderung der Ilio-Sakral-Gelenke im unteren Rücken, behandelt. Die Mutter von drei Mädchen hat oft Schmerzen beim Gehen und Drehen im Bett bei Nacht. Ein gynäkologisches Geschehen konnte ausgeschlossen werden. Bei der Blutuntersuchung ist das CRP erhöht, das Eisen ist erniedrigt, es besteht eine Anämie. Seit Jahren nimmt sie Methylphenidat ein, weil bei ihr und allen Kindern ADHS festgestellt worden war. Auch ihre Kinder werden mit Methylphenidat behandelt. Gedächtnisleistung und Konzentration sind eingeschränkt. Gehäuft bestehen Infekte der oberen Luftwege und Nasennebenhöhlenentzündungen. Der AST-Wert ist ständig erhöht. Bei der Patientin und allen Kindern ist die Ausscheidung von Kryptopyrrol im Urin erhöht.

Alle werden mit Mikronährstoffen behandelt. Nach vier Wochen berichtet die Mutter, dass sich die Kindern jetzt besser konzentrieren könnten und das Chaos zu Hause abgenommen habe. Bei ihr hätten die Schmerzen im Becken noch nicht nachgelassen.

Tipps zum Leben mit KPU

Kryptopyrrolurie ist eine angeborene Stoffwechselstörung, die wahrscheinlich eine lebenslange Therapie erfordert, auch wenn wieder Beschwerdefreiheit eingetreten ist. Aus diesem Grund sollten Sie einige Dinge beachten. Je besser Sie die Krankheitssymptome und die Therapie verstehen, umso besser können Sie mit der Krankheit umgehen.

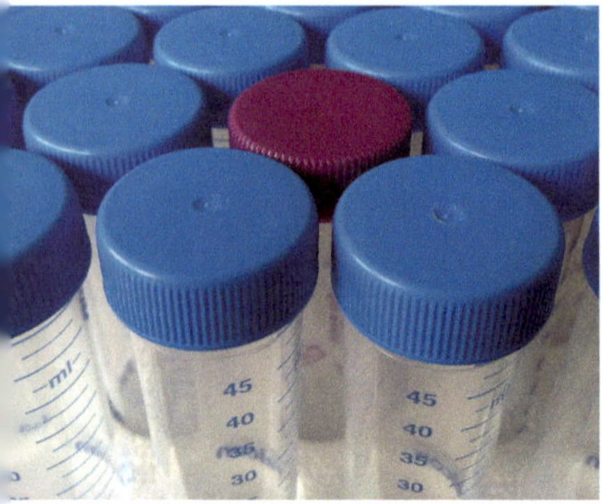

Kryptopyrrol wird im Urin bestimmt.

Aufgrund Ihrer Beschwerdesymptomatik hatten Sie sich entschlossen, eine Bestimmung von Kryptopyrrol oder HPU im Urin durchführen zu lassen. Das Speziallabor hat nun festgestellt, dass der Wert von Kryptopyrrol oder HPU erhöht ist. Es ist davon auszugehen, dass bei Ihnen KPU vorliegt und sich Ihr Körper in einer Mangelsituation befindet.

Es wurde Ihnen deshalb geraten, eine Behandlung mit Mikronährstoffen durchführen zu lassen. Es sind Vitamin B6, Zink und Mangan, die Ihrem Körper zusätzlich zur normalen Ernährung zugeführt werden müssen. Eine Messung der fehlenden Mikronährstoffe im Blut ist nicht sinnvoll, weil die Höhe der Konzentration im Blut nicht die Verhältnisse in den Körperzellen widerspiegelt. Eine spektroskopische Messung im Vollblut scheint besser geeignet zu sein. Auch eine Kontrolle der Kryptopyrrol-Ausscheidung im Urin unter der Behandlung macht keinen Sinn, da die Kryptopyrrol-Ausscheidung unter der Therapie im Urin rasch zurückgeht und schließlich nur noch schwach messbar ist. Das bedeutet, die Behandlung der KPU mit Mikronährstoffen orientiert sich an der Änderung Ihrer Beschwerdesymptomatik. Ihre Beschwerden sollten rückläufig sein und schließlich ganz verschwinden. Früher wurde vor allem die Zunahme der Traumerinnerung als Maßstab empfohlen. Es können aber auch die Stärke Ihrer Muskel- und Gelenkschmerzen, Bauchbeschwerden oder Ihre Stimmungslage als „Verlaufsparameter“ benutzt werden. Wichtig ist also, dass Sie weiter Ihren Körper beobachten.

Wer soll mich ärztlich betreuen?

Am besten geeignet ist Ihr Hausarzt. Er kennt Sie am besten. Er kann Sie zu Fachärzten überweisen, wenn zusätzliche Untersuchungen erforderlich werden. Mit neuen Untersuchungsergebnissen kommen Sie dann wieder zurück zu Ihrem Hausarzt, der dann diese Ergebnisse in sein Therapiekonzept einbauen wird. Die Behandlung von KPU erfolgt mit Mikronährstoffen. Diese medizinische Fachrichtung wird als „orthomolekulare Medizin" bezeichnet. Diese Fachrichtung ist in Deutschland noch nicht weit verbreitet, sodass es unter Umständen schwierig ist, einen entsprechenden Arzt zu finden. Immer mehr Ärzte interessieren sich aber für diesen Teilbereich der Medizin.

Was ist wichtig beim Arztbesuch?

Lassen Sie sich von Ihrem Arzt eine Kopie Ihrer Untersuchungsbefunde aushändigen. Legen Sie sich zu Hause einen Ordner mit allen Untersuchungsergebnissen an. So behalten Sie besser den Überblick über den Krankheitsverlauf. Vor dem Arztbesuch schreiben Sie sich alle Fragen auf, über die Sie mit Ihrem Arzt sprechen wollen, so vergessen Sie nichts. KPU ist eine sehr komplexe Erkrankung. Wenn Sie feststellen, dass Ihr Arzt sich bei dieser Erkrankung zu wenig auskennt oder nicht genug auf Ihre Probleme eingehen kann, sollten Sie den Arzt wechseln.

Soll ich weitere Behandlungen mit anderen Medikamenten durchführen lassen?

Wenn Sie zusätzliche Therapien durchführen wollen, sollten Sie dies unbedingt mit Ihrem Arzt vorher besprechen. Nur so ist sichergestellt, dass er Ihre Beschwerden richtig einordnen und die Therapie abstimmen kann. Auch Wechselwirkungen kann er so besser erkennen.

Darf ich Sport treiben oder in die Sauna gehen?

Eine leichte körperliche Betätigung ist sehr empfehlenswert, extreme sportliche Belastungen sollten Sie vermeiden. Am Anfang der Therapie wird es allerdings so sein, dass Sie gar keine Lust haben, sich körperlich anzustrengen. Rücken- und Gelenkprobleme, aber auch die allgemeine körperliche Schwäche verhindern dies meist. Versuchen

Sie trotzdem, sich etwas zu bewegen. Machen Sie etwas Gymnastik und leichte Dehnübungen. Steigern Sie die Intensität der Übungen, wenn eine Besserung eingetreten ist. Wenn bei Ihnen Hormonstörungen oder gar eine Schilddrüsenunterfunktion eingetreten sind, erreichen Sie schnell Ihre Belastungsgrenze. Vermeiden Sie Überanstrengungen! Aber auch der völlige Verzicht auf alle körperlichen Aktivitäten ist genauso schädlich. Machen Sie wenigstens einen Spaziergang. Es spricht nichts dagegen, in die Sauna zu gehen, solange keine schwere Hormonstörung vorliegt. Die Funktion der Schilddrüse und der Nebennieren sollten in Ordnung sein. Übertreiben Sie nicht. Weder zu hohe Temperaturen noch lange Aufenthalte in der Sauna sind für Ihre Gesundheit nützlich.

Darf ich mich sonnen?

Patienten mit Kryptopyrrolurie sind meist sehr sonnenempfindlich. Eine Bräunung der Haut, vor allem im Gesicht, tritt meist nicht ein. Oberkörper und Arme werden schneller braun. Vermeiden Sie deshalb Sonnenbäder. Schützen Sie Ihre Haut mit einer Sonnencreme, die einen hohen Lichtschutzfaktor hat. Tragen Sie eine Sonnenbrille zum Schutz Ihrer Augen. Haben Sie Vitiligo, die Weißfleckenerkrankung, dann dürfen Sie allerdings überhaupt nicht in die Sonne. Bitte berücksichtigen Sie diese Empfehlungen auch bei der Auswahl Ihres Urlaubszieles. Keine Extrembelastungen. Es macht keinen Sinn, wenn Sie sich zu Hause von Ihrem Urlaub erholen müssen.

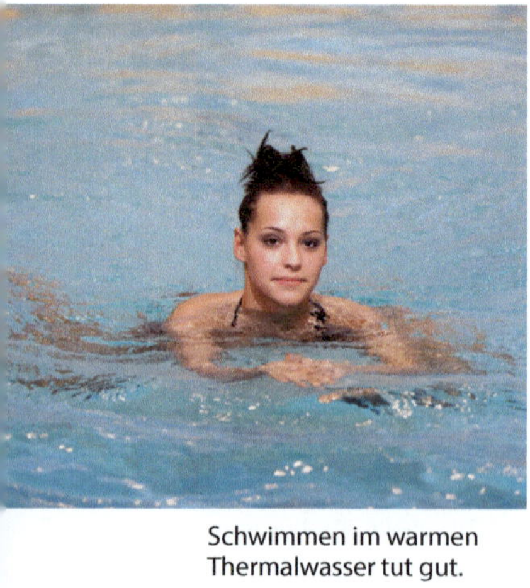

Schwimmen im warmen Thermalwasser tut gut.

Physiotherapie. Welche Anwendungen sind hilfreich?

Viele Patienten mit Kryptopyrrolurie leiden an Gelenk- und Muskelschmerzen. Durch den Schmerz kommt es oft zu weiteren Verspannungen und ein Teufelskreis entsteht. Wichtig ist zu wissen, dass eine Behandlung mit Massagen und Krankengymnastik die Beschwerden lindern kann, die Ursache wird aber nicht beseitigt. Erst durch die

Mikronährstofftherapie werden die Beschwerden geringer. Um die Beschwerden zu verringern, wird empfohlen, am Anfang eine leichte Massagetherapie einzusetzen. Dabei muss aber sehr genau die Wirkung überwacht werden. Die Massage muss sofort beendet werden, wenn eine Verschlechterung beobachtet wird. Dies ist nicht selten der Fall. Aktive Krankengymnastik sollte erst später begonnen werden. Sehr angenehm wird das Schwimmen im warmen Thermalwasser empfunden. Es wirkt muskelentspannend und gelenkentlastend.

Familie und Partnerschaft

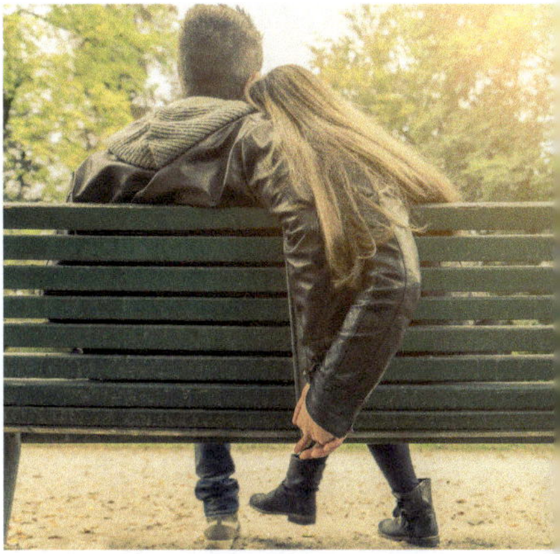

Sprechen Sie mit Ihrem Partner.

Kryptopyrrolurie kann zu schweren Krankheitserscheinungen führen, wodurch Probleme in Familie und Partnerschaft ausgelöst werden. Bitte klären Sie Ihre Familie und Ihren Partner über das Krankheitsbild auf. Sie haben sich diese Krankheit nicht ausgesucht. Vermehrte Reizbarkeit oder depressive Stimmungsschwankungen können dazu führen, dass Spannungen auftreten. Sportliche Aktivitäten können vielleicht vorübergehend nicht gemeinsam weitergeführt werden. Auch eine plötzliche Gewichtszunahme kann belastend sein und Ihr Selbstwertgefühl vermindern. Wenn dann Aussagen kommen wie „Reiß Dich zusammen" oder „Du musst mehr Sport treiben", dann kann die Situation ausweglos erscheinen. Beziehungen und Freundschaften können darunter zerbrechen, aber auch vertieft werden. Ein gemeinsamer Lebensplan muss wahrscheinlich überdacht werden. Ein Austausch mit Betroffenen kann hilfreich sein. Auch die Sexualität kann betroffen sein. Häufig besteht ein Libidoverlust. Dieses Problem wird häufig nicht angesprochen, auch nicht beim behandelnden Arzt. Sprechen Sie mit Ihrem Partner darüber. Nicht er, der Partner, sondern Ihre Krankheit ist die Ursache. In der Regel verschwinden diese Probleme unter der Behandlung wieder. Wenn nicht, müssen die männlichen und die weiblichen Hormone überprüft werden. Bei Störungen ist eine Behandlung möglich.

Krankschreibung, Behinderung, Berentung

Wenn es nicht mehr weiter geht, dann lassen Sie sich von Ihrem Arzt ein paar Tage krankschreiben. Es ist wichtig, dass Sie nicht um jeden Preis weiterarbeiten. Wenn erstmals alle Kraftreserven aufgebraucht sind, dann ist meist eine längere Krankschreibung erforderlich. Die Zeit zu Hause kann benutzt werden, neue Strategien zu überlegen und mit Ihrem Arzt weitere Maßnahmen abzustimmen.

Wenn eine chronische Erkrankung vorliegt, besteht die Möglichkeit, diese beim Versorgungsamt durch einen Antrag als Behinderung anerkennen zu lassen. Kryptopyrrolurie wird derzeit von Versorgungsämtern nicht als Krankheit anerkannt.

Kryptopyrrolurie kann dazu führen, dass eine vorübergehende oder dauerhafte Beeinträchtigung der Arbeitsfähigkeit besteht. Bisher wird ein Rentenverfahren aufgrund der Diagnose Kryptopyrrolurie in Deutschland abgelehnt. In vielen Fällen wird jedoch durch eine entsprechende Behandlung wieder eine normale Arbeitsfähigkeit erreicht.

Zusammenfassung

Basics	
Stichwort bzw. Frage	Erklärung bzw. Antwort
KPU	Kryptopyrrolurie
HPU	Hämopyrrollaktamurie
Kryptopyrrolurie	Störung im Häm-Stoffwechsel
Hämopyrrollaktamurie	Störung im Häm-Stoffwechsel
Ort der Stoffwechselstörung	Mitochondrien
Mitochondrien	Wichtiger Bestandteil der Körperzelle mit eigenem Erbgut
Häm	Große ringförmige Moleküle mit einem Metall im Zentrum (Eisen, Kobalt oder Magnesium)
Häufigkeit von KPU/HPU	10 % der Bevölkerung, häufig allerdings nur geringe Beschwerden, die nicht auffallen.
Wichtigstes Häm beim Menschen	Hämoglobin (Hb)
Wichtigste Aufgabe des Hämoglobins	Transport von Sauerstoff
Weitere Häms im Körper	wichtig für Energieproduktion, Entgiftung
Störung des Häm-Stoffwechsels	Aufbaustörung des Häm; ein Enzymmangel führt zu falschen Zwischenprodukten, die nicht mehr zusammenpassen.
Reaktion des Körpers auf diese Fehlbildung	Ausscheidung des fehlerhaften Moleküls (Entsorgung) über die Nieren
Nachteil der Ausscheidung von KPU und HPU	Durch Anlagerung an das Molekül entsteht ein Verlust von (aktiviertem) Vitamin B6, Zink und Mangan.
Folgen der langjährigen Ausscheidung von KPU oder HPU über die Nieren	Chronischer Mangel an Vitamin B6, Zink und Mangan mit allen Folgeerscheinungen
Weitere Folgen der Häm-Synthesestörung	Schlechte Entgiftung, gestörte Hämoglobin- und Energieproduktion
Kinder mit KPU/HPU	Häufig bei Kindern, die auch Symptome von ADS oder ADHS aufweisen.

Symptome und Diagnostik

Symptome und Ursachen

Die Erforschung der Kryptopyrrolurie ist eng verbunden mit *Carl Curt Pfeiffer* (1908–1988), Gründer und Leiter des Brain Bio Center in Princeton, New Jersey, einer Poliklinik und Forschungseinrichtung unter der Schirmherrschaft der Schizophrenia Foundation of New Jersey und des New Jersey Mental Health and Development Fund. Seit 1970 wurden Tausende von Patienten mit Kryptopyrrolurie dort untersucht. Bereits 1973 wurde festgestellt, dass Patienten mit Kryptopyrrolurie erniedrigte Zinkspiegel im Blut aufweisen, weil die Ausscheidung von Zink im Urin erhöht ist. Im gleichen Jahr wurde entdeckt, dass unbehandelte Patienten mit Kryptopyrrolurie nur eine geringe oder keinerlei Traumerinnerung haben. Dieser Mangel konnte meist mit Vitamin B6 behoben werden.

Die Behandlung der Kryptopyrrolurie mit Vitamin B6, Zink und Mangan hat sich bei vielen Patienten bewährt. Die bedeutendste Veröffentlichung von *Carl Pfeiffer* war 1980: „The Golden Pamphlet". Hier wurden die wichtigsten Forschungsergebnisse dargestellt. 1981 wurde das Brain Bio Center, das sich in den hinteren Räumen eines Einkaufcenters in einer etwas düsteren Umgebung befand, weiter nördlich nach Skillman, NJ, in ein neues Gebäude verlegt. Auch hier wurde die weitere Forschungstätigkeit durch die Schizophrenia Foundation of New Jersey unterstützt. Diese Organisation leistete einen wichtigen Beitrag zur Aufklärung der Bevölkerung, damit diese erkennen sollte, dass psychische Erkrankungen weit verbreitet sind und dass eine frühe Behandlung zur rascheren Genesung führt.

Aus dieser Darstellung ist ersichtlich, dass die Kryptopyrrolurie zuerst bei psychiatrischen Patienten entdeckt wurde. Dies hat sich nachteilig für die Anerkennung als Krankheit in Europa erwiesen. In der Zwischenzeit hat sich aber gezeigt, dass psychische Probleme bei einem Teil der Patienten im Vordergrund stehen können, die eine sehr hohe Ausscheidung von Kryptopyrrol im Urin aufweisen. Kryptopyrrolurie ist aber keine ausschließlich psychische Erkrankung, denn die Palette der Symptome ist gerade bei den körperlichen Beschwerden extrem weit gefächert. Auch müssen nicht alle Symptome gleichzeitig vorhanden sein. Auch die fehlende Traumerinnerung, das am häufigsten erwähnte Symptom, kann ausbleiben. *John Kamsteeg* vom Klinisch Ecologisch Allergie Centrum in Weert, Niederlande, hat in den 90er-Jahren des vorigen Jahrhunderts viele Patienten getestet und anhand von Fragebögen deren Symptomatik untersucht. Viele körperliche Beschwerden konnten so auf die Erkrankung Hämopyrrollaktamurie bezogen werden. Er setzte sich dafür ein, die Behandlung mit aktiviertem Vitamin B6 (Pyridoxal-5-phosphat) durchzuführen.

Das Verdienst von *Bodo Kuklinski* ist, dass er als Erster darauf hingewiesen hat, dass es sich bei Kryptopyrrolurie um eine Mitochondropathie handelt. Mitochondrien sind die Kraftwerke der Zellen. Sie befinden sich außerhalb des Zellkerns und liefern für die Zelle die nötige Energie. Ohne sie kann keine Zelle funktionieren. An dieser Stelle soll etwas ausführlicher über dieses Konzept berichtet werden.

KPU, nitrosativer Stress und Mitochondropathie

Bodo Kuklinski geht davon aus, dass der sogenannte „nitrosative Stress“ der Kryptopyrrolurie vorausgeht. Die Patienten weisen pathologisch erhöhte Citrullinwerte auf als Folge einer erhöhten Synthese von Stickstoffmonoxid (NO). Citrullin ist eine Aminosäure, die als Nebenprodukt der NO-Synthese aus Arginin entsteht. Kryptopyrrolurie wäre somit kein selbstständiges Krankheitsbild, sondern ein Begleitsymptom einer organübergreifenden Multisystemerkrankung. NO hat die Fähigkeit, sich an eisen-, besonders an eisen- und schwefelhaltige Enzyme zu binden und diese zu blockieren. Diese Bindung ist reversibel und kann durch hohen Sauerstoffpartialdruck wieder gelöst werden. Durch Hemmung der eisen- und schwefelhaltigen Enzyme in der sogenannten Atmungskette der Mitochondrien (Komplexe I und II) wird weniger ATP gebildet. ATP bedeutet Adenosintriphosphat und ist die universelle Energieeinheit der Zelle. NO hemmt gleichzeitig die Schilddrüsenperoxidase. Es entwickeln sich daraufhin massive Stoffwechseldefizite, da in den Mitochondrien die Zellatmung, die ATP-Synthese, der Zitronensäurezyklus, die Fettsäurenoxidation, die Glutaminsynthese, die Steroidhormonsynthese und der Beginn der Glukoneogenese stattfinden. Die Folgen sind eine Häm-Synthese-Störung, eine Laktoseintoleranz und ein chronisches

Energiedefizit. Diese Menschen leiden an einem ständigen Hungergefühl, wobei aber die Aufnahme von Kohlenhydraten das Energiedefizit weiter verschlechtert. Die Aminosäure Citrullin kann sich an Eiweißstoffe anlagern und wirkt dann als Antigen. Die Folge sind Autoimmunreaktionen. Die Blockade des mitochondrialen Energiestoffwechsels führt zu einer starken Erhöhung der Radikale, die einen sogenannten „oxidativen Stress“ auslösen können. Entzündungsprozesse sind die Folge. NO stört also die Häm-Synthese, dadurch entsteht Kryptopyrrolurie.

Die Konzentration des Pyrrols zeigt im Tagesverlauf starke Schwankungen und führt zu den bekannten Defiziten an Vitamin B6 und Zink. Diese Defizite sind nicht aus den Serumbestimmungen erkennbar, denn Serumwerte können durchaus noch im Normbereich, ja sogar erhöht vorliegen. Auch ein Zinkmangel zeigt sich erst durch intrazelluläre Analysen, weniger durch Serumbestimmungen. Der Zinkmangel beeinflusst wieder die Aktivierung von Vitamin B6, da dadurch die Phosphorylierung behindert wird. Auch der Histaminstoffwechsel verändert sich. Der Histaminabbau ist gestört. Die Diaminoxidase im Dünndarm benötigt zum Histaminabbau Kupfer und Vitamin B6. Der chronische NO-Überschuss führt zu Reifungsstörungen des kindlichen Hirns. Visuelle, akustische und motorische Zentren, die Vernetzung der rechten und linken Hirnhälfte und die Dominanz des linken Temporallappens sind unterentwickelt. ADHS ist die Folge. *Kuklinski* ist der Meinung, dass nur leichte Formen der Kryptopyrrolurie mit Vitamin B6 und Zink behandelbar sind. Nach seiner Meinung muss die Kryptopyrrolurie wie eine Mitochondropathie behandelt werden.

Wie lassen sich die Beschwerden erklären?

Äußeres Erscheinungsbild

Das Gesicht ist blass, manchmal zeigt sich auch ein gelblicher Schimmer. Ursache ist eine Anämie aufgrund des Vitamin-B6-Mangels und der leichten Erhöhung des Bilirubins. Auch die Leberenzyme GGT, GPT und GOT können erhöht sein. Dafür könnte auch der häufig nachweisbare Mangel an Histamin verantwortlich sein. Die Bildung

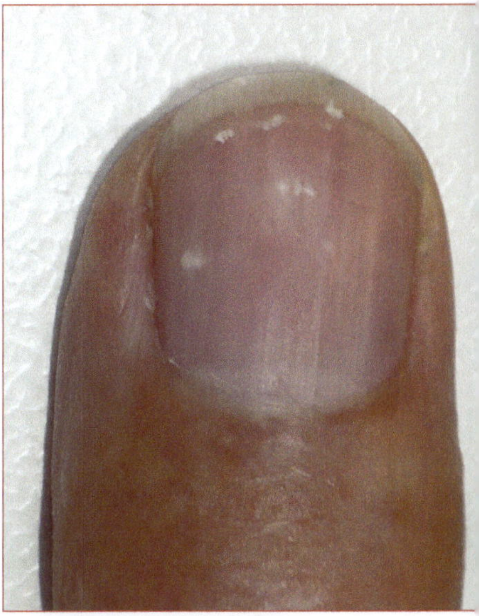

Weiße Flecken auf den Fingernägeln deuten auf einen Zinkmangel hin.

des Hautpigments ist verringert. Durch die Substitutionstherapie mit Vitamin B6 und Zink schwächen sich diese Veränderungen langsam ab. Eisenpräparate bringen meist keine Besserung, weil gleichzeitig eine Eisenresorptionsstörung besteht. Eine leichtgradige Hämolyse der roten Blutkörperchen scheint unter dem Mangel an Vitamin B6 ebenfalls aufzutreten. Die Bräunung der Haut durch das Sonnenlicht nimmt unter der Therapie zu und die Lichtempfindlichkeit geht zurück. Die Gesichtsschwellung ist am häufigsten bedingt durch die latente oder auch schon ausgeprägte Schilddrüsenunterfunktion. Wenn die Schilddrüsenfunktion ausgeglichen ist, geht die Schwellung wieder zurück. Kariöse Zähne werden mit dem Histaminmangel, der allgemein bei Patienten mit KPU besteht, in Verbindung gebracht. Auch der Kupferspiegel im Zahnschmelz soll erhöht sein. Die Ursache ist der Zinkmangel. Zink ist der Gegenspieler des Kupfers.

Bei Patienten mit KPU besteht ein Kupferüberschuss. Dadurch kommt es zu einer Aktivierung der Diaminoxidase (DAO), dem Histamin abbauenden Enzym, wodurch der Histaminspiegel absinkt. Allerdings findet man bei etwa 10 % der KPU-Patienten auch erhöhte Histaminspiegel. Die weißen Flecken auf den Fingernägeln zeigen den Zinkmangel an. Die Bindegewebsstreifen werden mit dem Manganmangel in Verbindung gebracht. Allergische Reaktionen stehen im Zusammenhang mit dem erniedrigten Histaminspiegel. Überempfindlichkeitsreaktionen werden dem erniedrigten Immunglobulin A angelastet, eine Folge des Manganmangels. Akne, Ekzeme, Herpes oder Psoriasis sprechen auf die Behandlung mit Mikronährstoffen an.

Bewegungsapparat

Die Gelenke sind allgemein überbeweglich. Die Knorpelbildung ist vermindert. Dies ist Folge des Manganmangels. Es wurde beobachtet, dass Patienten in der Lage waren, ihren Daumen an die Stelle zu bringen, an der normalerweise der Puls getastet wird. Auch Probleme mit den Bandscheiben scheinen häufiger als bei der Normalbevölkerung vorzukommen. Die Iliosakralgelenke, d. h. die Kreuzdarmbeingelenke, sind ebenfalls betroffen, besonders bei Frauen nach Schwangerschaften. Das Tragische ist, dass die in jungen Jahren bestehende Überbeweglichkeit bei Turnerinnen und Balletttänzerinnen später in eine vermehrte Steifigkeit mündet. Eine Verbreiterung des Beckens kann festgestellt werden, manchmal ist auch ein Watschelgang sichtbar. Auch die Muskulatur ist schwach entwickelt. Hier wird ebenso der Manganmangel als Ursache angesehen. Aber auch das Vitamin B6 ist verantwortlich, dass weniger Myoglobin, das ebenfalls aus Häm-Bausteinen besteht, aufgebaut wird.

Magen- und Darmbeschwerden

Magen- und Darmbeschwerden sind häufig. Die Patienten berichten oft über morgendliche Übelkeit. Schon kurze Zeit nach dem Essen ist der Bauch stark aufgebläht. Durchfall und Verstopfung wechseln sich ab. Auch wird über Mundgeruch berichtet. Die Ursache ist eine gestörte Eiweiß- und Kohlenhydratverdauung. Zusätzlich wird das verminderte Immunglobulin A dafür verantwortlich gemacht. Eiweiß spaltende Enzyme sind in ihrer Aktivität vermindert infolge des Zink- und Manganmangels. Gärungsprozesse im Darm nehmen zu, sichtbar an der Indikanausscheidung im Urin.

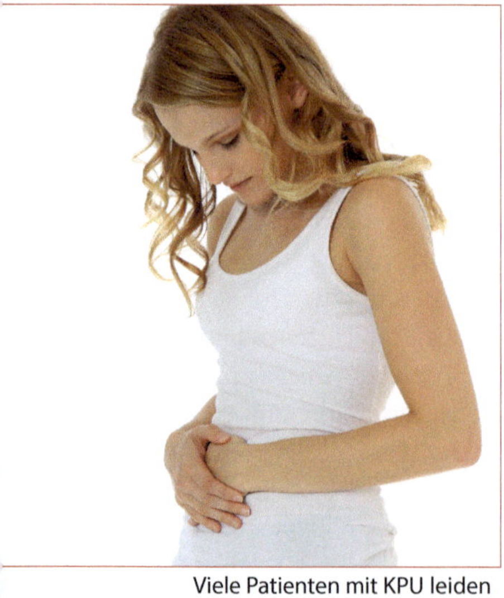

Viele Patienten mit KPU leiden unter Verdauungsbeschwerden.

Die Störung der Kohlenhydratverdauung wird in Zusammenhang mit einer Glutenüberempfindlichkeit gebracht. Darüber soll später noch ausführlich gesprochen werden. Es wird außerdem angenommen, dass der Manganmangel zu einer stärkeren Durchlässigkeit der Darmschleimhaut führt. Alle mit der Nahrung aufgenommenen Stoffe werden nun dem körpereigenen Immunsystem präsentiert, worauf Immunglobulin A verbraucht wird und für die Immunabwehr zum Schutz der Schleimhäute nicht mehr zur Verfügung steht. Eine Störung des Fruktosestoffwechsels und der Fruktoseaufnahme im Dünndarm kommen ebenfalls vor.

Herz-Kreislauf-System

Ob der erhöhte Homozysteinspiegel zu einer Häufung kardiovaskulärer Erkrankungen führt, ist bisher nicht geklärt. Homozystein entsteht im Methionin-Stoffwechsel und häuft sich bei einem Mangel an Mikronährstoffen an. Methionin ist eine essenzielle Aminosäure, d. h. diese Aminosäure kann vom Körper nicht aufgebaut werden, sondern muss mit der Nahrung aufgenommen werden. Eine Homozystein-Erhöhung führt zu einer vermehrten Oxidation von LDL-Cholesterin (oft als „schlechtes" Cholesterin bezeichnet). Dabei kommt es zur Bildung sogenannter Schaumzellen, die sich in den Arterien ablagern und so eine Arteriosklerose (Arterienverkalkung) fördern. Bindeglied ist das Lipoprotein (a).

Der Abbau von Homozystein ist abhängig von einer ausreichenden Versorgung mit Folsäure und von den Vitaminen B2, B6 und B12. In der JAVIS-Studie konnte gezeigt werden, dass durch die Substitution von Mikronährstoffen im Verlauf von 12 Monaten die Dicke der Intima (innerste Schicht der Schlagader) an der Arteria carotis interna (innere Halsschlagader) durchschnittlich um 4 % reduziert wird. In der gleichen Zeit nahm die Dicke in der Placebogruppe (Kontrollgruppe) um 7 % zu. Neuere Studien konnten dies nicht bestätigen. In zwei prospektiven Therapiestudien (HOPE-2 und NORVIT) ließ sich kein Effekt einer Therapie mit Folsäure, Vitamin B6 und Vitamin B12 auf Herzinfarkt und Schlaganfall nachweisen, obwohl in beiden Studien das Homozystein deutlich gesenkt wurde, nämlich in der HOPE-2-Studie durchschnittlich um 2,4 mmol/l und in der NORVIT-Studie um 27 %.

Menstruationsbeschwerden, Schwangerschaftsprobleme

Menstruationsbeschwerden und Schwangerschaftsprobleme sind häufig. Junge Frauen klagen über Befindlichkeitsstörungen vor der Regel. Die Menstruation ist unregelmäßig. Sie sind reizbar, haben ein Spannungsgefühl in den Brüsten, Schwellungen von Händen und Füßen, Schmerzen im Unterbauch und morgendliche Übelkeit. Schwangerschaftserbrechen tritt gehäuft auf. Diese Beschwerden sind auf ein vermindertes Progesteron zurückzuführen. Für die Bildung von Progesteron aus Cholesterin sind Zink und Vitamin B6 erforderlich. Auf dieses Problem wird in einem späteren Kapitel noch ausführlicher eingegangen.

Psychische und psychosomatische Beschwerden

Eine Verschlechterung des Kurzzeitgedächtnisses wird sehr häufig beobachtet. Die Patienten können sich nicht mehr an ihre Träume erinnern. Vor allem akustische Informationen können sie sich schlecht merken. Manche Erwachsene sind überrascht, wenn sie nach ihren Träumen gefragt werden, denn sie glauben, dass nur Kinder träumen. Patienten mit KPU leiden an Lernschwierigkeiten, geistiger Retardierung (verzögerte Entwicklung der Gehirnfunktion), Autismus (verminderte Kommunikation mit der Umwelt), verzögerter Pubertät, Psychosen und Depressionen. Liebesbeziehungen, das Verlassen des beschützenden Elternhauses oder das Leben in einem Studentenwohnheim können als Auslöser fungieren. Auch der Wehrdienst kommt als Auslöser infrage. Autistische Kinder sprechen auf Zink und Vitamin B6 an.

Im Gehirn besteht ein Mangel an Dopamin und Serotonin. Immer wieder klagen die Patienten auch über ein Zittern wie beim Parkinson-Syndrom. Monoaminoxidase baut diese Transmitterstoffe (Botenstoffe) durch die Stimulation des Kupfers verstärkt ab. Hier sind Männer häufiger betroffen als Frauen. Wenn Männer hohe Werte bei der Ausscheidung von Kryptopyrrol haben, dann sind psychische Probleme häufiger.

KPU-Patienten sind oft kreativ, fantasievoll und originell, oft auch perfektionistisch. Sie beschäftigen sich oft mit dem Sinn des Lebens. Im fortgeschrittenen Stadium fürchten sie, ihre Kreativität zu verlieren und vermeiden Stresssituationen. Mutter-Kind-Beziehungen oder Schwester-Schwester-Beziehungen sind sehr eng und es wird alles unternommen, diese enge Beziehung aufrechtzuerhalten, auch wenn ein Teil deshalb Nachteile zu erwarten hat. Junge Frauen sind übermütig und impulsiv. Im Alter herrschen Müdigkeit und Depression vor.

KPU-Patienten haben ein besonderes Farbgefühl. Farbschattierungen können gut unterschieden werden, das Farbgedächtnis ist besonders gut entwickelt. Sie sind gute Zeichner. Auch Gerüche und Düfte werden gut differenziert. Dies ist erstaunlich, da ja der Zinkmangel das Riechen eher beeinträchtigt. Gerüche erlangen eine so starke Bedeutung, dass sie direkten Einfluss auf die Lebenssituation haben und Verhalten und Entscheidungen beeinflussen. Sauberkeit und Frische werden auf diese Weise wahrgenommen. KPU-Patienten fühlen sich bedrängt, im Restaurant und beim Autofahren: Im Restaurant fühlt man sich beengt, weil Personen zu nahe sitzen. Beim Autofahren neigt man dazu, schneller nach links auszuweichen, um Platz zu machen. Zu viel Nähe in Beziehungen wird vermieden. KPU-Patienten sind für ihre Umwelt oft anstrengend. In Gesprächen unterbrechen sie, weil sie Sorge haben, ihren Gedanken wieder zu vergessen.

Störung des Immunsystems

Patienten mit Kryptopyrrolurie leiden an einer Schwäche ihres Immunsystems. Dies äußert sich z. B. in einer Häufung von Infekten der oberen Luftwege. Grippale Infekte und Nasennebenhöhlenentzündungen sind häufig. Bei Kindern treten zudem verstärkt Mittelohrentzündungen auf. Frauen leiden an Blasenentzündungen und vaginalen Infektionen. Ursache ist der Manganmangel, der zu einer verminderten Bildung des sekretorischen Immunglobulin A führt. Somit sind die Schleimhäute schlechter geschützt. Bakterien und Viren können dadurch leichter diese Barriere überwinden.

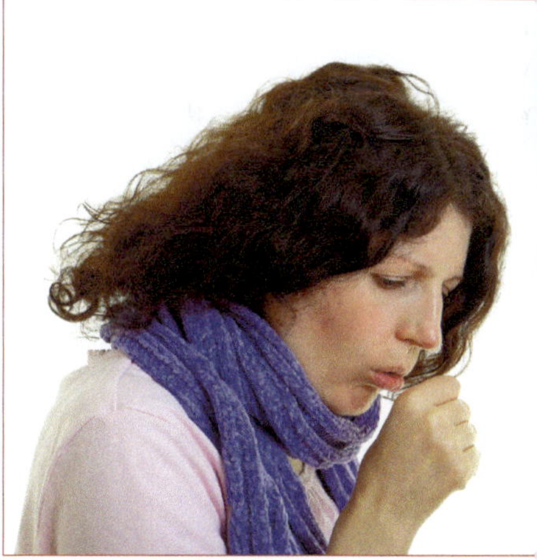

Patienten mit KPU leiden häufig an Infekten der oberen Luftwege.

Medikamentenunverträglichkeit

Viele Medikamente werden von Patienten mit Kryptopyrrolurie schlecht vertragen. Nebenwirkungen sind häufig. Sie fühlen sich häufiger krank und gehen deshalb öfter zum Arzt. Sogenannte porphyrinogene Stoffe und Medikamente sollten vermieden werden. Dies sind chemische Verbindungen, auch Hormone, die eine Störung des Porphyrie-Stoffwechsels verursachen können. European Porphyria Network hat eine Liste dieser Medikamente veröffentlicht: www.porphyria-europe.com, www.drugs-porphyria.org, www.doss-porphyrie.de und www.porphyrie.com. Hier ist eine Auswahl:

Alkohol	Dimenhydrinat	Novaminsulfon	Spironolacton
Barbiturate	Ergotamin	Methyldopa	Sulfonamide
Carbamazepin	Erythromycin	Mianserin	Tetracycline
Chinolone	Ethosuximid	Nitrofurantoin	Theophyllin
Chloroquin	Gestagene (künstlich)	Metoclopramid	Thiopental
Cotrimoxazol	Glibenclamid	Norethisteron	Tilidin
Clonazepam	Gliquidon	Östrogene (künstlich)	Tolbutamid
Clonidin	Glutethimid	Orale Kontrazeptiva	Trancylcypromin
Cyoroteron	Griseofulvin	Phenylbutazon	Trimethoprim
Danazol	Hydralazin	Piroxicam	Valproinsäure
Dapson	Indometacin	Phenytoin	
Diazepam	Medrogeston	Primidon	
Diclofenac	Meprobamat	Rifampicin	

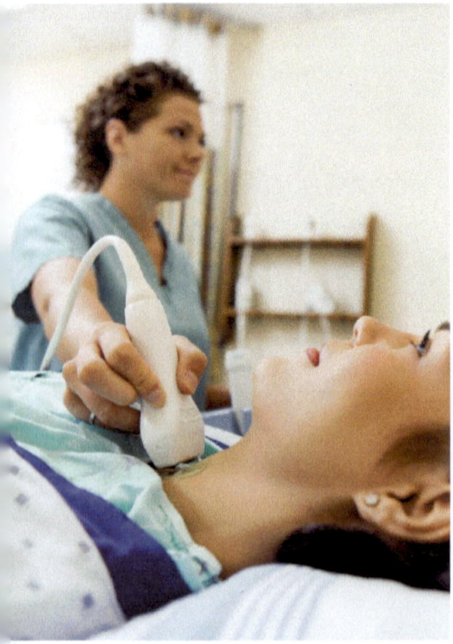

Sonografie der Schilddrüse.

Schilddrüsenerkrankungen

Patienten mit KPU leiden häufig an Schilddrüsenerkrankungen, meist an einer Schilddrüsenunterfunktion. Es sollte deshalb immer die Schilddrüse mituntersucht werden. Immer sollte ein Labortest durchgeführt werden, bei dem das TSH und die Werte des freien T3 (fT3) und freien T4 (fT4) gemessen werden. Auch die Messung der Schilddrüsenantikörper ist wichtig, um das Krankheitsgeschehen besser einordnen zu können. Am häufigsten werden sogenannte TPO-Antikörper gefunden. Eine Sonografie der Schilddrüse sollte durchgeführt werden. Häufig findet man gelegentlich eine echoarme und verkleinerte Schilddrüse. Im nächsten Kapitel wird ausführlich darüber berichtet.

Untersuchungsmethoden

Basisuntersuchung

Kryptopyrrol oder Hämopyrrollaktam im Urin

Die Diagnose Kryptopyrrolurie wird dann gestellt, wenn die Ausscheidung von Kryptopyrrol im Urin über dem Grenzwert von 15 µg/dl liegt und wenn die typischen Symptome der Erkrankung vorliegen. Die exakte chemische Bezeichnung für Kryptopyrrol ist 2,4-Dimethyl-3-Ethylpyrrol. Die Bestimmung im Urin erfolgt mittels UV-VIS-Photometer bei einer Wellenlänge von 540 nm.

Für die Analyse wird ein möglichst konzentrierter Urin, z.B. Morgenurin, benötigt, der in ein Spezialröhrchen eingefüllt wird, das lichtundurchlässig ist und Ascorbinsäure (Vitamin C) als Stabilisator enthält. Wichtig ist, dass etwa eine Woche vor der Probennahme keine B-Vitamine und kein Zink eingenommen werden und dass die Urinprobe innerhalb von fünf Tagen im Labor eintrifft, damit sie umgehend untersucht werden kann. Deshalb sollte die Urinprobe nicht am Mittwoch oder Donnerstag abgeschickt werden, sondern am Montag, Dienstag, Freitag oder Samstag, damit sie nicht am Wochenende ankommt.

Leider ist es in einigen Laboren nicht möglich, die Verdünnung des Urins zu berücksichtigen. Wer viel trinkt, scheidet einen geringeren Anteil an Kryptopyrrol aus. Wer wenig trinkt, entsprechend mehr. Deshalb gilt die Empfehlung, am Vortag des Tests die Trinkmenge etwas einzuschränken.

Die gesetzlichen Krankenkassen bezahlen diese Untersuchung derzeit nicht. Sie kostet je nach Labor bis zu 50 Euro. Bei der Bestimmung des 5-Hydroxy-Hämopyrrollaktam-Zink-Chelat-Komplexes liegt der Grenzwert bei 0,6 µmol/l und dies wird dann als leicht positiv bezeichnet.

Selten kommt es vor, dass Menschen bevorzugt abends Pyrrole ausscheiden, sodass der Morgenurin nur eingeschränkt verwertbar ist. Hier könnte das Sammeln eines 24-Stunden-Urins mit anschließender Analyse weiterhelfen. Zu hohe Werte werden gemessen bei folgenden Erkrankungen (die Liste ist nicht vollständig):

- Schilddrüsenüberfunktion
- Leberfunktionsstörungen
- Hämolyse der roten Blutkörperchen

Zusatzuntersuchungen

Indikan im Urin

Die Bestimmung erfolgt ebenfalls im Urin, allerdings semiquantitativ. Semiquantitativ heißt, dass keine Zahlenangabe über die Menge an Indikan angegeben werden kann. Normalerweise tritt eine Rosafärbung des Urins durch Zugabe des Obermayer-Reagens auf. Bei pathologisch erhöhtem Indikan verfärbt sich das Reagens bläulich und die Probe wird dann als schwach positiv bezeichnet. Eine tiefblaue Verfärbung wird als positiv oder stark positiv beschrieben. Diese Untersuchung wird nur noch von wenigen Laboren durchgeführt. Auf diese Untersuchung kann verzichtet werden. Heute stehen aussagekräftigere Methoden zur Verfügung.

Die Bestimmung von Indikan zeigt bei Patienten mit KPU zuverlässig eine Störung des Eiweißabbaues an. Auch diese Untersuchung ist keine Leistung der gesetzlichen Krankenkasse.

Biogene Amine

Alle Lebewesen enthalten in ihren Zellen und in den extrazellulären Flüssigkeiten Substanzen, die sogenannte Amino-Gruppen besitzen, z.B. Eiweiße. Das bekannteste biogene Amin ist Histamin. Bis zur Mitte der 70er-Jahre des vorigen Jahrhunderts wusste man wenig über die biologische Funktion dieser organischen Verbindung. Bekannt war, dass in Lebensmitteln biogene Amine während der Lagerung, Verarbeitung und Reifung durch mikrobiologische Prozesse aus Eiweißstoffen entstehen. Der Abbau dieser Stoffe im menschlichen Organismus erfolgt in der Dünndarmschleimhaut und ist individuell unterschiedlich gut ausgebildet.

In den letzten Jahren wurde entdeckt, dass Fehlfunktionen des Gehirns durch veränderte Konzentrationen dieser biogenen Amine ausgelöst werden können. Dabei können Störungen durch zu hohe wie auch durch zu niedrige Werte an Histamin verursacht werden. Eine Normalisierung dieser Substanzen im menschlichen Körper führt wieder zu einer Gesundung des Patienten.

Histamin

Histamin (Imidazol-4-Ethylamin) gehört zu den Gewebshormonen. Histamin entsteht aus der Aminosäure Histidin durch das Enzym Histidin-Decarboxylase. Der Abbau von Histamin erfolgt durch das Enzym Diaminoxidase im Dünndarm, dessen Aktivität unterschiedlich gut ausgebildet ist. Ein zweiter Abbauweg des Histamins existiert durch Methylierung und Oxidation in der Leber. Der Histaminspiegel im Vollblut liegt normalerweise zwischen 30 und 60 ng/dl. Ein Histaminmangel wird in der orthomolekularen Medizin als Histapenie, ein Histaminüberschuss als Histadelie bezeichnet. Menschen, die an KPU leiden, haben häufig erniedrigte Histaminspiegel und reagieren deshalb besonders empfindlich auf Histamin in der Nahrung.

Schilddrüsenfunktionswerte

Bei vielen Patienten mit KPU liegt eine Schilddrüsenunterfunktion (Hypothyreose) vor. Deshalb sollten immer die Schilddrüsenwerte mituntersucht werden. Wichtig ist, dass neben dem TSH (Thyreoidea-stimulierendes Hormon) auch die freien Werte von T4 (Thyroxin, Tetrajodthyronin) und T3 (Trijodthyronin) mitbestimmt werden, da häufig das TSH noch im Normbereich liegt, aber die freien Hormone bereits vermindert sein können.

Immer sollte das Blut auch auf TPO-Antikörper untersucht werden. Dies sind Antikörper gegen ein bestimmtes Enzym der Schilddrüse, die Schilddrüsenperoxidase. Sind diese erhöht, muss davon ausgegangen werden, dass eine Entzündung der Schilddrüse vorliegt, eine Thyreoiditis – in diesem Fall eine Hashimoto-Thyreoiditis. TRAK-Antikörper werden seltener gefunden. Diese Antikörper richten sich gegen den TSH-Rezeptor. Diese sind typisch für den Morbus Basedow. Eine Sonografie der Schilddrüse zeigt oft eine eher kleine Schilddrüse mit dunkler (echoarmer), aufgelockerter Struktur an.

Der dritte Schilddrüsen-Antikörper ist TAK (Thyreoglobulin-Antikörper). Er ist unspezifisch und kann bei beiden Erkrankungen vorkommen. Bei manchen Patienten ist nur dieser Antikörper nachweisbar. Auch dann liegt eine Thyreoiditis vor, und die Schilddrüse sollte weiter abgeklärt werden.

Wichtig zu wissen ist auch, dass in den letzten Jahren durch neue Studien aus England und Mecklenburg-Vorpommern der obere Grenzwert für das TSH abgesenkt wurde. Der Normbereich der gesunden Bevölkerung liegt nun zwischen 0,3 und 2,5 mU/l. Die obere, bisher

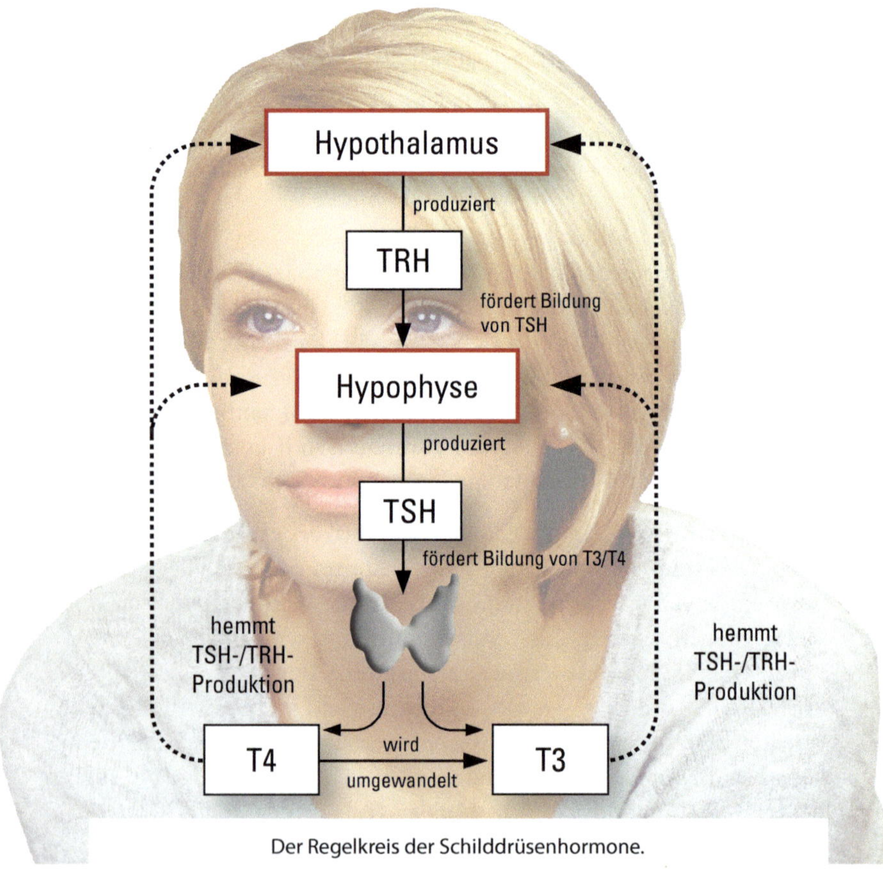

Der Regelkreis der Schilddrüsenhormone.

übliche Normgrenze von 4,2 mU/l wurde deshalb auch in Deutschland in einigen modernen Labors nach unten korrigiert. Das bedeutet nun, dass bereits ein TSH-Wert über 2,5 mU/l eine beginnende Schilddrüsenunterfunktion (Hypothyreose) anzeigt. Falls eine Therapie erforderlich wird, sollte zumindest bei jungen Patienten versucht werden, das TSH medikamentös auf einen Wert zwischen 0,3 und 1 mU/l einzustellen.

Metalle

Die Ausscheidung von Pyrrolen im Urin führt zu einem Verlust von Metallionen wie Zink und Mangan. Der Kupferspiegel ist meist erhöht.

Zink

Zink findet sich überall im Körper. Die Resorption findet im oberen Dünndarm statt. Je größer der Mangel, desto besser die Resorption. Ist die Versorgungssituation des Körpers mit Zink gut, so ist die Resorptionsrate von Zink aus der Nahrung niedrig; ist umgekehrt die Versorgung schlecht, so wird viel Zink aus der Nahrung aufgenommen. Die gleichzeitige Einnahme von Eisen als Tablette behindert die Aufnahme. Sehr hohe Mengen von Zink einzunehmen, ist sinnlos, da die Aufnahmefähigkeit des Darmes begrenzt ist. Etwa ein Viertel des Zinks ist an Eiweiße im Serum gebunden. Normalerweise wird Zink mit dem Stuhl ausgeschieden. Zink ist der Gegenspieler von Eisen und Kupfer. Die Konzentration von Zink kann im Serum und im Vollblut bestimmt werden. In Deutschland ist die Versorgung der Bevölkerung mit Zink schlecht. Es gibt zahlreiche Menschen mit erniedrigten Zinkspiegeln im Blut. KPU führt zu einem Verlust von Zink durch eine vermehrte Ausscheidung im Urin.

Mangan

Mangan ist ein wichtiges Spurenelement und Bestandteil vieler Enzyme. Es ist wichtig für die Bildung von Kollagen. Mangan wird im Dünndarm resorbiert und in den roten Blutkörperchen (Erythrozyten) transportiert. Mangan wird normalerweise über die Galle ausgeschieden, die Ausscheidung über die Niere ist eigentlich sehr gering. Die Einnahme von Eisen als Tablette hemmt die Aufnahme von

Mangan. Mangan kann im Serum gemessen werden. KPU führt zu einem Verlust von Mangan durch eine vermehrte Ausscheidung über die Nieren.

Kupfer

Kupfer wird im Magen und Dünndarm aufgenommen. Die Ausscheidung von Kupfer erfolgt über die Galle. Die Ausscheidung über die Nieren ist sehr gering. Kupfer fördert die Eisenresorption. Kupfer kann im Serum und im Vollblut bestimmt werden. Kupfer ist der Gegenspieler von Zink, es vermindert auch die Aufnahme von Zink. Eine verstärkte Ausscheidung von Zink erhöht den Kupferspiegel. Patienten mit KPU haben meist erhöhte Kupferspiegel. Dies ändert sich aber im Verlauf der Therapie mit Zink. Unter dieser Therapie senkt sich der Kupferspiegel wieder ab.

Vitamin B6

Vitamin B6 (Pyridoxin) und seine aktive Form Pyridoxal-5-Phosphat wird im Dünndarm resorbiert. Auch Bakterien im Dickdarm bilden Vitamin B6, das aber nicht mehr aufgenommen werden kann. Bei Zinkmangel kann die Umwandlung in die aktive Form gestört und die Aufnahme im Dünndarm vermindert sein. Der Gesamtbestand des Körpers beträgt etwa 100 mg. Die tägliche Ausscheidung beträgt etwa 2 mg. Frauen haben häufiger einen Vitamin-B6-Mangel als Männer. Hauptsächlich Vitamin B2 (Riboflavin) und in geringem Maße auch Vitamin B3 (Niacin) verbessern die Umwandlung von Vitamin B6 in seine aktive Form. Menschen mit KPU leiden meist an einem Mangel an Vitamin B6.

Immunglobulin A

Patienten mit KPU leiden an einem Mangel an Immunglobulin A. Diese Substanz schützt den Körper vor Infektionen. Dadurch kommt es gehäuft zu bakteriellen Infektionen. Der Mangel an Immunglobulin A ist Folge des Zink- und Manganmangels.

Blutbild

Gelegentlich findet sich eine leichte Blutarmut mit zu kleinen roten Blutkörperchen (hypochrome Anämie) als Folge des Vitamin-B6-

Mangels. Die Lymphozytenzahl kann erhöht sein, eine Eosinophilie ist ebenfalls möglich.

Leberwerte

Eine Erhöhung der Lebertransaminasen ist durch den Vitamin-B6-Mangel möglich. Ebenso ein erhöhtes Bilirubin (Hyperbilirubinämie).

Homozystein

Ein erhöhtes Homozystein (Hyperhomozysteinämie) ist eine Folge des Vitamin-B6-Mangels. Es besteht der Verdacht, dass Herz-Kreislauf-Erkrankungen dadurch verstärkt auftreten können. Eine eindeutige Bestätigung dafür konnte aber bisher nicht erbracht werden.

Gluten

Das Krankheitsbild „Sprue" (sprich: Spruu) des Erwachsenen und die Erkrankung Zöliakie des Kindes wird verursacht durch den Verzehr glutenhaltiger Lebensmittel. Gluten (sprich: Gluteen) ist ein Eiweißstoff, der in Weizen, Dinkel, Gerste und Roggen vorkommt, nicht aber in Mais, Hafer und Reis. Im Vordergrund stehen Verdauungsstörungen. Aber auch Störungen außerhalb des Magen-Darm-Traktes kommen infolge von Mangelerscheinungen vor. Neben einem Abbau der Schleimhaut des Zwölffingerdarms, d. h. des obersten Dünndarmabschnitts, lassen sich Antikörper gegen Endomyosin (EMA), Transglutaminase und Gliadin nachweisen. Der Mangel an Mangan führt bei Menschen mit KPU zu einer verstärken Empfindlichkeit gegenüber Gluten. Die seltene klassische Sprue oder Zöliakie tritt allerdings nicht häufiger auf als bei der Normalbevölkerung.

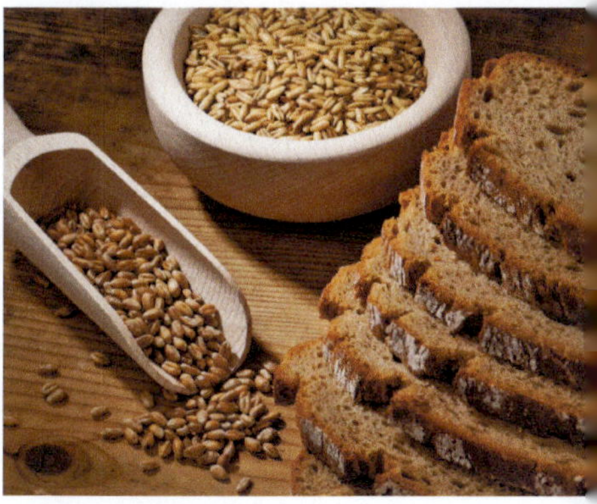

Weizen, Dinkel, Roggen und Gerste enthalten viel Gluten.

Fruktose

In der Leber wird unter Energieaufwand Fruktose (Fruchtzucker) in Traubenzucker umgewandelt. Ein Enzym, welches an dieser Umwandlung beteiligt ist, heißt Aldolase B. Die Aktivität dieses Enzyms ist da-

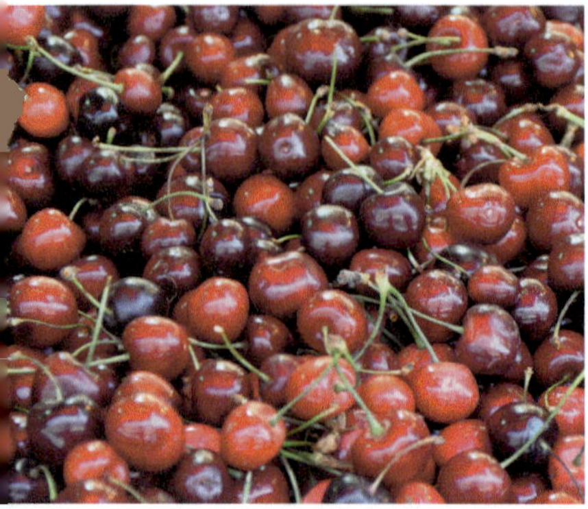

KPU-Patienten haben häufig Probleme mit der Fruktose-Verdauung.

von abhängig, ob genügend Zink im Körper vorhanden ist. Bei Patienten mit KPU kann sich ein Aufstau an Fruktose in der Leber bilden. Dies führt zu zahlreichen Beschwerden. Nicht selten kommt es deshalb zu einem Mangel an Traubenzucker (Hypoglykämie). Hypoglykämien sind häufig bei Patienten mit KPU. Die Patienten leiden oft an Heißhunger. Gleichzeitig wird der Fruchtzucker im Dünndarm schlecht aufgenommen. Durch Wasseraufnahme und den Weitertransport in den Dickdarm kommt es durch bakterielle Umwandlung zu starker Gasentwicklung mit allen Folgeerscheinungen. Eine Fruktose-Malabsorption kann durch einen H2-Atemtest mit Fruktose festgestellt werden.

H_2-Atemtest

Atemtests basieren darauf, dass im Magen-Darm-Trakt vorhandene Bakterien Kohlenhydrate, die als Testsubstanzen eingenommen werden, weiter verstoffwechseln können. Bei diesem Vorgang entsteht Wasserstoff (H_2). Dieser wird vom Darm aufgenommen und über die Blutbahn in die Lunge transportiert, wo er dann ausgeatmet wird. Mithilfe eines Messgerätes kann die Konzentration des Wasserstoffs in der Ausatemluft gemessen werden. Je nachdem, welche Funktionsstörung überprüft werden soll, werden als Testsubstanz entweder Laktose (Milchzucker), Fruktose (Fruchtzucker) oder auch andere Substanzen wie Xylose, Saccharose oder Lactulose eingesetzt. Atemtests haben den Vorteil, dass sie den Patienten wenig belasten und auch bei Kindern eingesetzt werden können. Eine aktive Mitarbeit des Patienten ist allerdings erforderlich, damit der Test aussagekräftig ist. Sowohl bei der Vorbereitung als auch bei der Durchführung des Tests muss der Patient geduldig mitarbeiten. Nach einer Darmspiegelung müssen einige Wochen abgewartet werden, bis der Test durchgeführt werden kann. Für den Laktose-Test werden 50 g Laktose, für den Fruktose-Test 25 g Fruktose in Wasser gelöst und anschließend getrunken. Vorher wird der sogenannte Startwert ermittelt. Er sollte unter 20 ppm liegen. Empfehlenswert ist es, in der ersten Stunde alle 10 Minuten eine Messung vorzunehmen. Die gesamte Messdauer sollte 120 Minuten betragen.

Insulinresistenz

Patienten mit KPU können eine Insulinresistenz aufweisen. Diese Stoffwechselstörung ist dadurch charakterisiert, dass zwar ausreichend Insulin in der Bauchspeicheldrüse produziert wird, dass aber die Körperzellen nur eingeschränkt auf das Insulin reagieren. Die Folge ist ein Anstieg des Insulins mit Zunahme des Körpergewichtes und der Blutfettwerte.

Diese Stoffwechselstörung muss unbedingt behandelt werden, da hierdurch vermehrt Herz-Kreislauf-Erkrankungen auftreten können wie Herzinfarkt und Schlaganfall. Die Messung des Insulinspiegels im Nüchternzustand in Verbindung mit dem Nüchternblutzucker liefert eine Information über das Ausmaß der Insulinresistenz der Leber, die durch die gesteigerte Zuckerneubildung mit gleichzeitig erhöhter Insulinfreisetzung gekennzeichnet ist. Die Insulinresistenz der Muskulatur dagegen kann man gut mit einem „oralen Glukosetoleranztest" (OGT) mit Insulinspiegelbestimmung abschätzen. Die Insulinresistenz kommt in einem veränderten Sekretionsprofil zum Ausdruck. Charakteristisch ist das Verschwinden der frühen Sekretionsspitze 30 Minuten nach der Nahrungsaufnahme, gefolgt von einer überhöhten und verlängerten Insulinwirkung. Im weiteren Verlauf der Insulinsekretion entwickelt sich dann das zunehmende Sekundärversagen mit abnehmenden Insulinspiegeln und entgleisendem Blutzucker, d.h. in diesem Stadium kann die Bauchspeicheldrüse keine ausreichende Menge an Insulin mehr bilden.

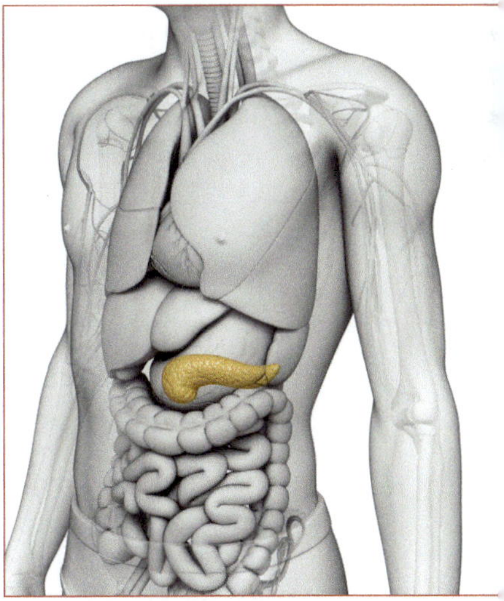
Lage der Bauchspeicheldrüse.

Als weiterer Parameter ist die Messung des intakten Proinsulins möglich. Er spiegelt die Überlastung der insulinproduzierenden Betazellen der Bauchspeicheldrüsenzelle wider. Normalerweise wird Proinsulin zu Insulin und C-Peptid gespalten und taucht im Blut nicht auf. Mit zunehmender Schädigung der Bauchspeicheldrüse und Erschöpfung kommt es zu einem Anstieg des intakten Proinsulins im Blut.

„Nebennierenschwäche"

In der medizinischen Fachsprache ist bisher der Begriff „Nebennierenschwäche" unbekannt. Lediglich die Bezeichnung Nebenniereninsuffizienz (Morbus Addison) wird aufgeführt. Die Krankheit ist allerdings sehr selten, denn nur 4 von 100 000 Menschen erkranken. Erst wenn über 90 % der Nebennieren zerstört sind, wird von dieser Krankheit gesprochen. Ein Mangel an Kortisol ist charakteristisch. Es gibt allerdings Anzeichen, dass Menschen bereits bei leichteren Störungen der Nebennieren Krankheitssymptome zeigen. Im Vordergrund stehen eine starke Müdigkeit und niedrige Blutdruckwerte. Ein Kortisol-Tagesprofil im Speichel ist die beste Untersuchung, um diese Störung nachzuweisen.

Progesteron

Progesteron (Gelbkörperhormon) kann vermindert sein, da zur Bildung dieses Hormons Vitamin B6 und Zink erforderlich sind. Störungen im Menstruationszyklus sind die Folge. Das sogenannte „PMS"-Syndrom (prämenstruelles Syndrom) ist häufig. Auch eine Schwangerschaftsübelkeit tritt häufiger bei Patientinnen mit KPU auf als bei Gesunden.

Angeboren oder erworben?

Ist KPU angeboren oder erworben? Müssen wir uns darüber Gedanken machen? Wahrscheinlich schon, denn über diese Frage wurde in der letzten Zeit immer wieder diskutiert. HPU, also Hämopyrrollaktamurie, als angeborene und KPU als erworbene Stoffwechselstörung? Kann man das so einfach trennen?

Ursache beider Stoffwechselstörungen ist eine Synthesestörung des Häms in den Mitochondrien. Dadurch kommt es zu einem Anstieg der Pyrrol-Ausscheidung im Urin und zu dem bekannten Verlust an Vitamin B6, Zink und Mangan. Wenn es um Vererbung geht, dann müssen wir uns um die Erbinformation, also um die Genetik und die

DNA kümmern. Das Besondere ist, dass die Mitochondrien ihre eigene DNA besitzen. Das gibt es nämlich sonst nirgendwo im Körper. Nur der Zellkern, kein anderer Zellbestandteil, besitzt genetische Informationen.

Und es gibt weitere Besonderheiten. Die mitochondriale DNA ist ringförmig angelegt und sie stammt ausschließlich von der Mutter. Die genetische Information des Vaters wurde eliminiert. Das ist ein klarer Nachteil, denn Schädigungen der DNA können deshalb nicht repariert werden wie im Zellkern, wo immer zwei Kopien vorliegen.

Bisher ist nicht geklärt, an welcher Stelle sich die Schädigung der DNA bei KPU oder HPU befindet, auch nicht, wann die Schädigung der DNA überhaupt stattfindet – schon vor der Geburt oder später? Sind also Überstreckbarkeit der Gelenke, das blasse Gesicht und die Muskelschwäche intrauterin entstanden oder erst nach der Geburt?

Darüber gibt es keine Klarheit. Sollen wir zwischen primärer (angeborener) und sekundärer (erworbener) KPU unterscheiden? Macht das Sinn? Leiden Kinder mit ADHS und KPU an einer angeborenen KPU oder ist sie doch eher erworben? Wenn die Kinder überwiegend Mädchen sind, liegt dann auch eine angeborene KPU vor? Das sind viele Fragen!

Die Schädigung kann zu jedem Zeitpunkt eintreten. Vor der Geburt oder nach der Geburt. Immer konzentrieren wir uns auf die Symptomatik und setzen die verschiedenen Testverfahren ein, um Ursachen aufzuspüren. Die Therapie orientiert sich an diesen Testergebnissen. Sind die Eltern erkrankt, dann setzt auch die Diagnostik viel früher ein und entsprechend früher beginnt die Therapie.

Für mich spielt die Frage „angeboren" oder „erworben" eher eine untergeordnete Rolle. Sie ist eigentlich nur theoretischer Natur. Es folgt eine Übersicht über die verschiedenen Ausprägungen, die eine Unterscheidung zwischen angeboren oder erworben möglicherweise zulassen:

Merkmal	Angeborene Kryptopyrrolurie	Erworbene Kryptopyrrolurie
Häufiges familiäres Vorkommen	+	–
Schilddrüsenerkrankungen	+	+
Erschöpfung, Müdigkeit	+	+
Kreativität, Sonderbegabungen	+	–
Blasse Gesichtsfarbe, gebräunte Arme	+	–
Sammlerleidenschaft	+	–
Muskelschwäche der Arme und des Rumpfs	+	–
Überstreckbarkeit der Gelenke	+	–
Stressintoleranz	+	–
Kleiner Kiefer, Engstellung der Zähne	+	–
Gewebstreifen am Gesäß	+	–
Häufig Mädchen in der Familie	+	–
ADS/ADHS	+	–
Psychische Störungen in der Kindheit	+	–
Gewichtszunahme im Alter	–	+
Cholesterinerhöhung	–	+
Nebennierenschwäche	–	+
Medikamentenunverträglichkeit	+	+
Verstopfung	+	–
Durchfall	–	+
Konzentrationsstörungen	+	+
Fehlende Traumerinnerung	+	+
Unfall mit Prellung an Kopf und Hals	–	+
Hohe Messwerte für Citrullin	–	+
Schwermetallbelastungen (Amalgam)	–	+

Zusammenfassung

Symptome und Diagnostik	
Stichwort bzw. Frage	**Erklärung bzw. Antwort**
Äußeres Erscheinungsbild	Blasse, leicht ins gelbliche gehende Gesichtshaut, im Gegensatz dazu gebräunte Gliedmaßen, Überstreckbarkeit der Gelenke, schwache Muskulatur der oberen Körperhälfte (Arme und Schultern), kleiner Kiefer mit engstehenden Zähnen, die oft kariös sind, dunkle Ränder um die Augen, Schwellungen im Bereich der Wangen, Gewebsstreifen am Gesäß, weiße Flecken an den Fingernägeln, süßlich/strenger Körpergeruch.
Bewegungsapparat	Starke Mobilität der Gelenke mit Überstreckbarkeit (Gelenkigkeit) in jungen Jahren, später zunehmende Versteifung, schwache Ausprägung der Arm- und Rumpfmuskulatur, nicht aber der Beine.
Verdauungsapparat	Häufig Magen- und Darmbeschwerden, geblähter Bauch, morgendliche Übelkeit; Fleisch wird schlecht vertragen; eine vegetarische oder vegane Ernährung wird bevorzugt.
HPU-Test oder KPU-Test?	Zwei verschiedene Tests; HPU ist ein Teilbereich von KPU.
Wann testen?	Im ersten Morgenurin; am Vortag nur mäßig trinken, normaler Alltag, nicht im Urlaub oder am Wochenende durchführen.
Wie testen?	Urin in Spezialröhrchen mit Vitamin C als Stabilisator sammeln, rasche Versendung und Testung.
Wo testen?	Speziallabor, lichtgeschütztes Röhrchen kann dort angefordert werden, Untersuchung innerhalb von 5 Tagen durchführen.
Wichtig für den Test	Unterbrechung der Einnahme von Zink und Vitamin B6 für mindestens 1 Woche vor Durchführung des Tests
Test nicht durchführen, wenn …	Antibiotikaeinnahme, Periode, schwere Erkrankung mit Bettlägerigkeit, Grippe
Ist KPU angeboren?	Ja, aber bisher nicht wissenschaftlich ausreichend untersucht; bestimmte Merkmale sprechen dafür.
Ist KPU erworben?	Umweltfaktoren spielen für die Ausprägung der Erkrankung eine große Rolle; auch dafür gibt es bestimmte Merkmale.

Einfluss von KPU auf andere Erkrankungen und Beschwerden

KPU und Schilddrüsenerkrankungen

Sehr viele Patienten mit KPU leiden gleichzeitig an einer Schilddrüsenerkrankung. Dabei handelt es sich in der Regel um eine Schilddrüsenunterfunktion (Hypothyreose) Diese entsteht durch einen Autoimmunprozess mit Zerstörung der Schilddrüse. Bei dieser Erkrankung handelt es sich um die Autoimmunthyreoiditis Hashimoto. Sie ist die häufigste Autoimmunkrankheit des Menschen.

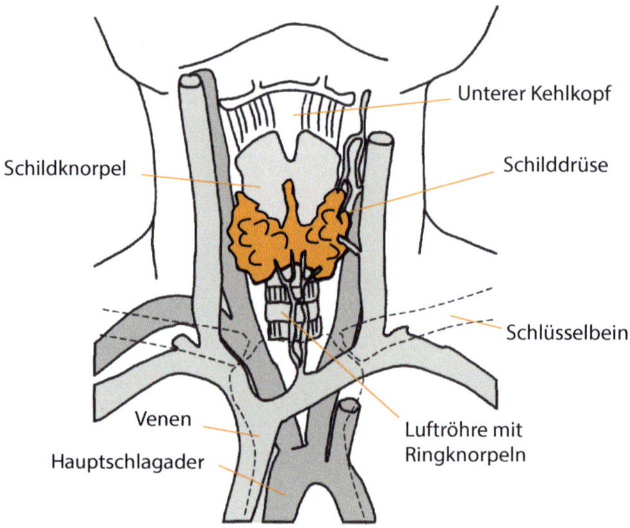

Lage der Schilddrüse (Vorderansicht).

Vorkommen und Häufigkeit

Hashimoto-Thyreoiditis heißt nach ihrem Entdecker, dem Japaner *Hakaru Hashimoto*, der 1912 in Deutschland diese Krankheit als Erster beschrieb. Thyreoiditis bedeutet Entzündung der Schilddrüse. Dabei handelt es sich nicht um eine Infektion mit Bakterien oder Viren, die Krankheit ist also auch nicht ansteckend. Es handelt sich hier vielmehr um einen Autoimmunprozess durch eine Störung des Immunsystems. Ob Viren, wie das Epstein-Barr-Virus (EBV), an der Entstehung der Erkrankung mitbeteiligt sind, ist bis heute nicht eindeutig geklärt. Es gibt allerdings Hinweise darauf, dass EBV tatsächlich eine Rolle spielen könnte. Die Folge ist eine fortschreitende Zerstörung der Schilddrüse, wodurch ein Mangel an Schilddrüsenhormonen auftritt. Deshalb kommt es auch zu typischen Beschwerden bei den Patienten. Gleichzeitig leidet der Patient auch an den Folgen des Autoimmunprozesses.

Frauen erkranken häufiger als Männer. Aber auch Kinder können erkranken. Durch verschiedene Untersuchungen wurde festgestellt, dass zwischen 4 % und 10 % der Bevölkerung an einer Hashimoto-Thyreoiditis leiden. Es ist also davon auszugehen, dass in Deutschland etwa 5 Millionen Menschen mit dieser Erkrankung leben. Diese Zahl ist ungefähr gleich groß wie die Zahl der in Deutschland vermuteten KPU-Patienten, bei denen ebenfalls die Frauen viel häufiger betroffen sind als die Männer.

Bei Kindern fehlen die Antikörper meist oder sind nur in geringer Höhe messbar. Bei ihnen weist die Schilddrüse aber trotzdem bereits eine leichte Echoarmut im Sonogramm auf. Der TSH-Wert liegt über 2,5 mU/l, meist zwischen 3,5 mU/l und 4,5 mU/l. Die schulischen Leistungen können noch ausgezeichnet sein. Beide Krankheiten treten familiär gehäuft auf. Auffällig ist, dass in Phasen von Hormon-Umstellungen – Frauen sind häufiger betroffen als Männer – beide Krankheiten verstärkt zum Ausbruch kommen.

Wie wird eine Hashimoto-Thyreoiditis festgestellt?

- Körperliche Untersuchung mit Abtasten der Schilddrüse
- Blutuntersuchung (Schilddrüsenhormone und Antikörper, besonders TPO-Antikörper)
- Ultraschalluntersuchung (Sonografie) der Schilddrüse (auf ein Szintigramm kann verzichtet werden)

Die Krankheit ist nicht heilbar. Eine sorgfältige Hormontherapie mit Schilddrüsenhormonen beseitigt weitgehend die Beschwerden. Die

Patienten müssen individuell behandelt werden, weitere Autoimmunerkrankungen müssen ausgeschlossen werden.

Welche Beschwerden können auftreten?

Als Beispiel soll die Krankheitsgeschichte einer ganzen Familie dienen:

Als Erstes wurde bei der Mutter, sie ist 39 Jahre alt, eine Hashimoto-Thyreoiditis festgestellt. Zu Beginn der Erkrankung waren Antikörper gegen TPO vorhanden, später verschwanden diese wieder. Sie litt an Stimmungsschwankungen, Antriebslosigkeit, Menstruationsstörungen und allgemeiner Schwäche. Sie nahm an Gewicht zu trotz sportlicher Betätigung und Diäten. Obwohl in der Zwischenzeit durch die Substitutionstherapie mit L-Thyroxin eine gute Einstellung erreicht werden konnte, wobei fT3 und fT4 im oberen Normbereich lagen, trat keine Verbesserung des Wohlbefindens bei der Patientin ein. Kryptopyrrol im Urin war mit 25 µg/dl erhöht, eine Substitutionstherapie mit Vitamin B6, Zink und Mangan ergab schließlich eine langsame Verbesserung des Befindens.

Leider litt auch der Ehemann, der deutliche Leistungseinschränkungen aufwies, ebenfalls an einer Hashimoto-Thyreoiditis, weshalb auch er eine Substitutionstherapie mit L-Thyroxin erhielt. Auch bei ihm war die Ausscheidung an Kryptopyrrol erhöht.

Da ein erhöhtes Risiko für die drei Kinder bestand, wurden auch diese untersucht. Zunächst die Schilddrüse. Die älteste Tochter, 14 Jahre alt, hatte ein TSH von 3,5 mU/l und wurde deshalb mit L-Thyroxin substituiert. Sehr gut in der Schule, zeigte sie jedoch bereits Tendenzen, sich zunehmend zurückzuziehen.

Die mittlere Tochter, deren TSH bei 2,5 mU/l lag, war ohne Auffälligkeiten. Das jüngste Kind, ein Sohn, ebenfalls mit einem TSH von 3,5 mU/l, hatte wenig Lust, sich mit seinen Freunden zu treffen, und brauchte lange, um seine Hausaufgaben zu erledigen. Auch bei ihm wurde eine Substitutionstherapie mit L-Thyroxin begonnen. Bei allen Kindern waren TPO-Antikörper nicht nachweisbar, aber alle hatten bereits eine echoarme Schilddrüse bei der Schilddrüsensonografie. Alle Kinder hatten gleichzeitig auch eine erhöhte Kryptopyrrol-Ausscheidung im Urin.

Symptome der Hashimoto-Thyreoiditis

Die Symptome der Hashimoto-Thyreoiditis sind sehr unterschiedlich. Während ein Teil der Patienten nur geringe Beschwerden hat, die durch den Ausgleich der Schilddrüsenhormone rasch behoben werden können, weist ein großer Teil verwirrende und für den einzelnen Patienten belastende Symptome auf.

Da die Erkrankung oft langsam beginnt, werden die Beschwerden zunächst gar nicht wahrgenommen. Selten stehen am Anfang die Symptome einer Schilddrüsenüberfunktion im Vordergrund. Man spricht dann von einer Hashitoxikose. Eine medikamentöse Behandlung muss nur sehr selten vorgenommen werden. Typisch sind dagegen Symptome einer Schilddrüsenunterfunktion. Auch ein Wechsel zwischen Über- und Unterfunktion kann vorkommen. Oft ist es nicht

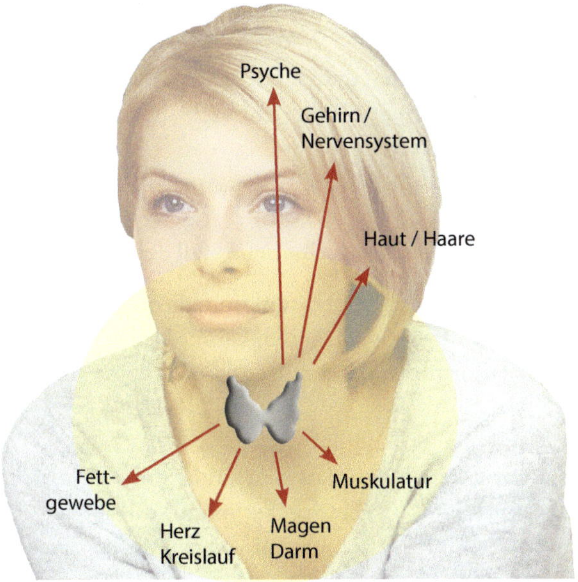

Schilddrüsenhormone wirken auf verschiedene Bereiche des Körpers.

einfach, die Beschwerden richtig zu deuten, da auch Schwitzen, Herzklopfen und Schlafstörungen bei einer Schilddrüsenunterfunktion und z. B. Müdigkeit bei einer Überfunktion vorkommen können.

Wichtig ist, dass bei älteren Menschen weniger Symptome auftreten als bei jüngeren und nicht alle aufgeführten Symptome auftreten müssen. Auch wenn am Anfang eine Überfunktion aufgetreten ist, kommt es im weiteren Verlauf schließlich zur Schilddrüsenunterfunktion.

Symptome der Schilddrüsenunterfunktion

- Müdigkeit und Erschöpfung
- Konzentrationsstörung und Abnahme der Gedächtnisleistung
- Niedriger Puls und Anstieg des Blutdrucks, Herzklopfen
- Depression, Ängste und Panikattacken
- Trockene, stumpfe Haare, die leicht ausgehen
- Juckende Kopfhaut
- Verdickte, gelbliche Haut mit Schwellungen, auch um die Augen
- Verstopfung
- Frieren, Kälte wird nur schlecht toleriert
- Gewichtszunahme trotz normaler Ernährung
- Zyklusstörung und Infertilität bei Frauen
- Libidoverlust
- Kribbeln und Einschlafen der Hände überwiegend in der Nacht
- Schlechte Wundheilung und Tendenz zu blauen Flecken
- Gelenk- und Muskelschmerzen
- Verlangsamte Reaktionsfähigkeit, kein Antrieb
- Immunschwäche
- Anstieg des Gesamt-Cholesterins bei Abfall des HDL-Cholesterins

In der Phase der Schilddrüsenüberfunktion, die in seltenen Fällen im Rahmen einer Hashitoxikose auftreten kann oder bei Überdosierung der Schilddrüsenhormone, treten folgende Symptome auf.

Symptome der Schilddrüsenüberfunktion

- Unruhe, Reizbarkeit, Nervosität, verstärkte Sinneseindrücke
- Herzklopfen, Herzrasen, Blutdruckerhöhung
- Muskelschwäche, Muskelschmerzen wie bei Muskelkater
- Zittern der Hände
- Schlafstörungen

- Schwitzen, feuchte und warme Haut
- Heißhunger und starker Durst, dabei aber Gewichtsverlust
- Weicher Stuhl oder Durchfall
- Zyklusstörungen bei Frauen

Zusätzlich zu den Symptomen der gestörten Schilddrüsenfunktion können weitere Symptome auftreten, die durch die Störungen des Immunsystems hervorgerufen werden.

Symptome durch Störungen des Immunsystems

- Gelenk- und Muskelschmerzen mit Schwellungen
- Schmerzen im Bereich der Schilddrüse und des Nackens
- Kloßgefühl im Hals und Heiserkeit
- Hautveränderungen, wie Rosazea (Gesichtsröte im Nasen-/Wangenbereich), Ekzeme, Pigmentstörungen
- Trockene Schleimhäute und wenig Tränenflüssigkeit (Sicca-Syndrom)
- Ohrgeräusche (Tinnitus) und Schwindel
- Grippeähnliches Gefühl und Störung der Blutneubildung mit Blutarmut
- Verstärkte Infektanfälligkeit
- Erhöhte Leberwerte

Augenbeschwerden (endokrine Orbitopathie)

Eine Augenbeteiligung ist typisch für Morbus Basedow, bei Hashimoto-Thyreoiditis ist sie viel seltener vorhanden. Man geht sogar davon aus, dass es sich dann um eine Überlappung beider Erkrankungen handeln muss. Bei der endokrinen Orbitopathie (EO) handelt es sich ebenfalls um einen Autoimmunprozess. Antikörper reagieren mit dem Fett- und Muskelgewebe in den Augenhöhlen. Typisch ist ein schubförmiger Verlauf.

Symptome der endokrinen Orbitopathie

- Fremdkörpergefühl in den Augen und Druckgefühl hinter dem Auge
- Augenbrennen und Tränen der Augen mit verschwommenem Sehen
- Allgemeine Lichtempfindlichkeit

- Geschwollene Augenlider mit hochgezogenem Augenlid und seltenem Lidschlag
- Trockene Augen mit Hornhautentzündungen
- Hervorstehende Augen (Exophthalmus) mit mangelndem Lidschluss
- Doppelbilder
- Sehverschlechterung

Wie kommt es zur Schädigung der Schilddrüse?

Die genaue Ursache der Erkrankung ist bis heute nicht bekannt. Es handelt sich um ein komplexes Geschehen, bei dem genetische, immunologische, hormonelle und auch Umweltfaktoren eine Rolle spielen. Infektionen mit Viren oder Bakterien werden zunehmend als Auslöser diskutiert. Möglicherweise wird durch Mikroorganismen das Immunsystem in besonderer Weise aktiviert und verändert. Auch jodhaltige Substanzen werden als Auslöser (Cofaktor) angesehen.

Moderne Konzepte gehen aber davon aus, dass die Störung des Immunsystems durch „oxidativen Stress" und die Entstehung freier Radikale verursacht wird. Dabei haben die vorhandenen antioxidativen Schutzmechanismen versagt.

Freie Radikale

Die Entstehung freier Radikale in der Zelle ist ein physiologischer Vorgang. Freie Radikale entstehen bei der Energiegewinnung in den Mitochondrien, den Kraftwerken der Zelle. Freie Radikale werden durch Sauerstoff gebildet. Einerseits ist der Sauerstoff ein lebensnotwendiger Energielieferant, andererseits ist er die Quelle aggressiver chemischer Verbindungen. Freie Radikale sind Abkömmlinge der Sauerstoffmoleküle O_2, bei denen ein freies Elektron vorliegt, oder sehr reaktive Verbindungen von Sauerstoff mit Wasserstoff oder Stickstoff. Die Lebensdauer ist sehr kurz und endet mit der Aufnahme des fehlenden Elektrons.

Man schätzt, dass etwa 5 % des eingeatmeten Sauerstoffs nicht vollständig umgesetzt werden und als freie Radikale enden. Folgende Radikale treten auf: Hydroxylradikal, Superoxidanion, NO-Radikal oder Peroxynitrit und andere. Interessant ist z. B., dass gerade das Superoxidanion und das Hydroxylradikal physiologischerweise in Abwehrzellen auftreten, wenn sich diese Zellen mit Bakterien auseinandersetzen müssen. Sie sind Teil eines in einer ganz frühen Phase der Evolution entstandenen Abwehrsystems. Das NO-Radikal entsteht aus der Aminosäure Arginin. Dabei bildet sich Citrullin. Diese Reaktion erfolgt mithilfe des Enzyms Stickstoff-Synthetase (NOS).

Peroxynitrit

Peroxynitrit ist ein hochaktives Oxidans. In den Mitochondrien kommt es dadurch zur Nitrosierung von Proteinen der Atmungskette. Dadurch tritt ein zunehmender Funktionsverlust der Mitochondrien ein, bis zu ihrem Untergang. Die Aminosäure Tyrosin ist das bevorzugte Ziel der Peroxynitrit-Reaktion mit Proteinen. Je stärker die mitochondriale Atmungskette in ihrer Funktion eingeschränkt ist und je älter die Mitochondrien sind, desto höher ist der Anteil der unvollständig genutzten Sauerstoffmoleküle. Erhöhter Energiebedarf des Körpers durch Arbeit und Sport, aber auch erhöhte Energiezufuhr durch kalorienreiches Essen führen zu einem erhöhten Anfall an Radikalen. Mitochondrien können diese freien Radikale metabolisieren und sichern so das Überleben der Zelle. Oxidativer Stress bedeutet ein Überwiegen von oxidativen Prozessen gegenüber antioxidativen Schutzmechanismen durch Antioxidanzien.

Neben den im Organismus vorhandenen endogenen Antioxidanzien gibt es eine breite Palette exogener Stoffe, welche die zelluläre Schutzfunktion verstärken und von außen zugeführt werden müssen.

Endogene Antioxidanzien (Auswahl)

- Superoxiddismutasen in Zytoplasma, Serum und Mitochondrien
- Glutathion-Peroxidase
- Glutathion-Synthetase
- Katalase
- Harnsäure
- Bilirubin
- Histidin
- Coenzym Q10 (Ubichinon 10)
- Alpha-Liponsäure
- Melatonin

Exogene Antioxidanzien (Auswahl)

- Vitamin B2 und Niacin
- Vitamin E und C
- Alpha-/Beta-Karotin
- Selen
- Zink
- Mangan
- Polyphenole

Die Funktion der Antioxidanzien ist:

- Radikale unschädlich machen, indem stabile Verbindungen entstehen
- Steigerung antioxidativer Enzymsysteme
- Verhinderung von Kettenreaktionen oxidierter Moleküle

Dabei ist Schnelligkeit und Flexibilität eine wichtige Voraussetzung.

KPU und Hashimoto-Thyreoiditis sind Teil einer Multisystemerkrankung. Eine Störung des Gleichgewichtes durch Zunahme von oxidativen Prozessen mit Anstieg reaktiver Sauerstoffverbindungen und freier Radikale führt zur Oxidation von Proteinen, Nukleinsäuren, Kohlenhydraten und Fettverbindungen und dies erfolgt sowohl im Zellkern und im Zytoplasma als auch in den Mitochondrien. Eine oxidative Schädigung führt zu Aktivitätsverlusten von Enzymen und Struktureiweißen. Besonders stark geschädigt werden die Mitochondrien, betroffen ist die mitochondriale DNA. Es kommt zu Mutationen der mitochondrialen DNA. Diese Mutationen führen zu einer verminderten Funktionsfähigkeit der Mitochondrien und zu einer geringeren Energieausbeute mit einer erhöhten Produktion freier Radikale.

Autoantikörper

Im Blut vieler Patienten mit KPU lassen sich TPO-Antikörper nachweisen. TPO bedeutet Thyreoidea-Peroxidase. Es ist das Schlüsselenzym für die Synthese der Schilddrüsenhormone. Es befindet sich an der Zellmembran der Schilddrüsenzelle und übernimmt die Jodierung des Thyreoglobulins. Jedes Thyreoglobulin-Molekül enthält 140 Tyrosinreste. Als nächster Schritt wird mithilfe der Schilddrüsen-peroxidase aus 2 Molekülen Dijodtyrosin Tetrajodthyronin, besser bekannt unter dem Namen Thyroxin (T4), hergestellt. Das zweite Schilddrüsenhormon T3 (Trijodthyronin) entsteht entweder aus Monojodtyrosin und Dijodtyrosin oder durch eine außerhalb der Schilddrüse in den verschiedenen Organen stattfindende Dejodierung von T4 zu T3. Die Schilddrüsenperoxidase (TPO) besteht aus drei Anteilen:

- Extrazellulär (außerhalb der Zelle)
- Membranständig, also innerhalb der Zellmembran
- Intrazellulär (innerhalb der Zelle)

Die TPO-Antikörper richten sich gegen den extrazellulären Anteil der Schilddrüsenperoxidase. Für den Beginn des Autoimmunprozesses ist es erforderlich, dass die Schilddrüsenperoxidase die Zelloberfläche verlässt und für das Immunsystem zugänglich wird. Aufgrund eines Versagens der antioxidativen Schutzmechanismen durch einen Mangel an Antioxidanzien kommt es zu einer Veränderung der Schilddrüsenperoxidase am Tyrosin. Die Veränderungen an der Schilddrüsenperoxidase führen einerseits zu einem Funktionsverlust dieses Enzyms mit nachfolgender Schilddrüsenunterfunktion (Hypothyreose) und zum anderen zur Bildung von Antikörpern gegen das Enzym (TPO-Antikörper).

KPU und Histamin

Was sind biogene Amine?

Histamin zählt zu den biogenen Aminen. Biogene Amine sind Substanzen, die in ihrem Molekül sogenannte Amino-Gruppen (NH2) besitzen. Am bekanntesten sind Eiweiße. Das wichtigste biogene Amin ist Histamin. Diese Substanzen entstehen im Stoffwechsel aus Aminosäuren. Histamin wird aus der essenziellen, also durch die Nahrung zugeführten und vom Körper nicht synthetisierbaren Aminosäure Histidin durch Decarboxylierung gebildet. Dieses Enzym ist Vitamin-B6-abhängig. Der Abbau von Histamin erfolgt im Dünndarm durch das Enzym Diaminoxidase (DAO). Ein zweiter Abbauweg des Histamins ist vorhanden durch Methylierung (Übertragung von CH_3-Gruppen) und Oxidation in der Leber. Histamin (Imidazol-4-Ethylamin) ist im gesamten Organismus in vielen verschiedenen Geweben vorhanden. Die höchsten Konzentrationen findet man in der Lunge.

Funktionen von Histamin

- Histamin löst allergische Reaktionen vom Typ I (Soforttyp) aus
- Histamin verbessert die örtliche Durchblutung durch Erweiterung von Kapillaren
- Histamin verstärkt die Durchlässigkeit der Gefäßwände für Flüssigkeiten
- Histamin senkt den Blutdruck und erhöht die Pulsfrequenz
- Histamin steigert die Magensaftsekretion und weitere Sekretionsvorgänge im Darm
- Histamin führt zu einer Kontraktion der glatten Muskeln im Darm
- Histamin erzeugt eine Verengung der Bronchien
- Histamin führt zu einer Kontraktion der Gebärmutter
- Histamin erzeugt ein Anschwellen der Schleimhäute, z. B. in den Bronchien
- Histamin ist auch ein Botenstoff (Neurotransmitter) im Gehirn
- Histamin beeinflusst die Schmerzempfindung

Histamin bei KPU

Viele Patienten mit Kryptopyrrolurie haben erniedrigte Histaminspiegel im Blut. Nur bei etwa 10 % der Patienten ist der Histaminspiegel erhöht. Das heißt, dass etwa die Hälfte aller Patienten einen normalen Histaminspiegel aufweist. Interessant ist der Zusammenhang zwischen Lebensalter und Histaminspiegel: Je älter der Mensch, desto niedriger der Histaminspiegel; oder, anders gesagt, im Lauf des Lebens nimmt der Histaminspiegel ab.

Wie lassen sich diese Zusammenhänge erklären?

Der Zinkmangel durch die vermehrte Ausscheidung im Urin in Verbindung mit der Kryptopyrrolurie führt zu einer Erhöhung des Kupferspiegels im Serum und im Gewebe. Zink und Kupfer sind Gegenspieler. Fatal ist auch, dass Kupfer die Zinkaufnahme vermindert und die Ausscheidung über die Niere zusätzlich erhöht. Der dadurch erhöhte Kupferspiegel aktiviert das Histamin abbauende Enzym Diaminoxidase (DAO) im Dünndarm, wodurch das Histamin dann schneller abgebaut wird und niedrige oder erniedrigte Histaminspiegel im Körper resultieren. Wenn eine Störung des Histaminspiegels im Blut vorliegt, können dadurch zusätzliche Probleme entstehen.

Carl C. Pfeiffer hat sich während seiner Forschungstätigkeit am Brain Bio Center mit Patienten beschäftigt, die eine Störung des Histaminspiegels aufwiesen. Diese Patienten litten an psychischen Problemen. Durch eine Normalisierung des Histaminspiegels konnten die Krankheitserscheinungen gemildert oder beseitigt werden. Er hat zwei neue Begriffe geprägt. *Histapenie* nannte er einen zu niedrigen Histaminspiegel und *Histadelie* einen zu hohen Histaminspiegel.

Patienten mit niedrigem Histaminspiegel (Histapenie)

Etwa 50 % der von *Carl C. Pfeiffer* untersuchten Patienten mit psychischen Auffälligkeiten wiesen erniedrigte Histaminspiegel auf. Das Histamin lag also unter 30 ng/dl. Das Kupfer war erhöht, das Zink war erniedrigt. Er konnte beobachten, dass der Histaminspiegel unter der Therapie wieder anstieg. Charakteristisch waren:

- Ulzera (Aphten) an den Lippen
- Selten Kopfschmerzen
- Wenig Allergien
- Helle Haut
- Karies mit vielen Zahnfüllungen
- Starke Körperbehaarung
- Verstärkte Fettansammlung an den Beinen und Hüften
- Tinnitus
- Potenz- oder Orgasmusprobleme
- Schmerzempfindlichkeit
- Größenwahn
- Starkes Misstrauen
- Angst, von außen gesteuert zu werden
- Gestörter Gedankenablauf
- Paranoia und Halluzinationen

Patienten mit erhöhtem Histaminspiegel (Histadelie)

Etwa 20 % der von *Carl C. Pfeiffer* untersuchten Patienten mit psychischen Auffälligkeiten wiesen erhöhte Histaminspiegel auf. Das Histamin lag also über 60 ng/dl. Die Kupfer- und Zinkspiegel waren allerdings normal. Charakteristisch waren:

- Starke Depressionen und häufig Suizidgedanken
- Starke Zwänge und Rituale
- Phobien und Ängste
- Schlaflosigkeit
- Erniedrigte Schmerzschwelle, oft Kopf-, Rücken-, Bauch- und Muskelschmerzen
- Starker Geschlechtstrieb
- Suchtprobleme und Drogenabhängigkeit
- Allergien
- Wenig Körperhaare
- Geringer Bartwuchs
- Große Ohren, lange Finger und Zehen (der 2. Zeh überragt den großen Zeh)
- Gute Zähne mit starker Speichelproduktion
- Normales Körpergewicht

Die Therapie gestaltet sich sehr schwierig, da der Histaminspiegel gesenkt werden muss.

Carl C. Pfeiffer geht davon aus, dass auch die Kombination von Kryptopyrrolurie und Histapenie oder Kryptopyrrolurie und Histadelie möglich ist. Entsprechend sollte dann die Therapie angepasst werden.

Histaminempfindlichkeit bei KPU-Patienten

Wie bereits berichtet, haben etwa die Hälfte aller Patienten mit Kryptopyrrolurie erniedrigte Histaminspiegel. Durch die übliche Therapie mit Zink, Mangan und Vitamin B6 wird sich bei den meisten Patienten der Histaminspiegel innerhalb eines Jahres normalisieren. Es gibt aber Patienten, bei denen trotz Therapie der Histaminspiegel nicht in den Normbereich zurückgeht. Diese müssen zusätzlich behandelt werden. Folgendes ist zu bedenken: Wenn der Histaminspiegel niedrig ist, kann bereits ein geringer Histaminanstieg Symptome einer Histaminintoleranz oder eine Allergie auslösen. Gerade Kopfschmerzen oder Migräne sind hierfür gute Beispiele. Deshalb wird empfohlen, neben einer Therapie zur Erhöhung des Histaminspiegels eine histaminarme Ernährung einzuhalten, um Krankheitssymptome zu vermeiden.

Histaminintoleranz

Histaminintoleranz-Reaktionen, z. B. durch histaminhaltige Nahrungsmittel, sind eigentlich keine allergischen Reaktionen. Es besteht ein Missverhältnis zwischen dem Histamin abbauenden Enzym DAO und der Histaminzufuhr über die Nahrung. Etwa 5–10% der Bevölkerung ist betroffen. 80 % sind Frauen. Folgende Beschwerden treten auf:

- Kopfschmerzen, Migräne
- Verstopfte oder laufende Nase
- Atembeschwerden mit Atemnot bis zum Asthma bronchiale
- Schneller Pulsschlag und Herzstolpern
- Niedriger Blutdruck und Kreislaufschwäche
- Starke Müdigkeit, Schwäche und Erschöpfung

- Übelkeit
- Weicher Stuhl und Durchfall
- Juckreiz und Quaddelbildung

Nahrungsmittel, die viel Histamin enthalten, sollten gemieden werden. Dies sind:

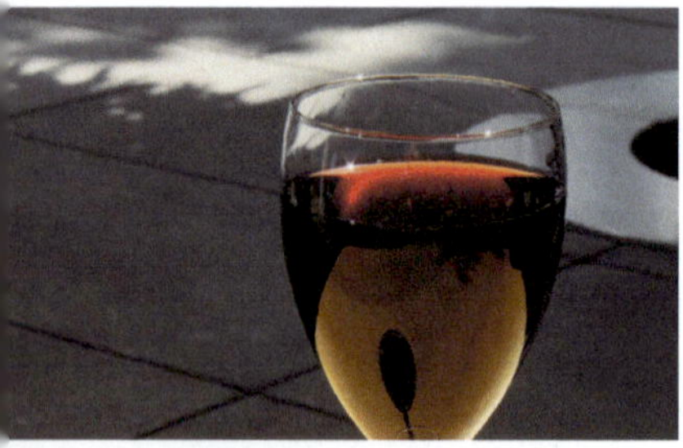

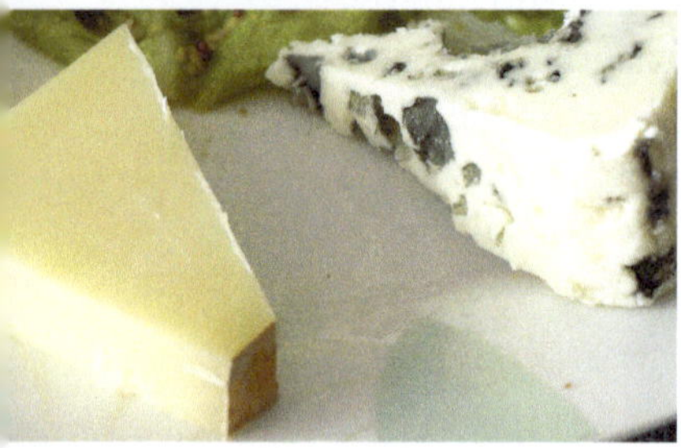

- Rotwein
- Käsesorten mit langer Reifungszeit
- Salami
- Geräucherte Fische
- Sauerkraut, Tomaten
- Essig

Diese Auswahl ist nicht vollständig. Auch sogenannte Histaminfreisetzer wie Erdbeeren oder Zitrusfrüchte sind wichtig. Auch Substanzen, welche die DAO hemmen, müssen berücksichtigt werden. Beispiele sind Ambroxol, Amitriptylin, Metamizol, Metoclopramid oder Verapamil (siehe Tabelle im Anhang).

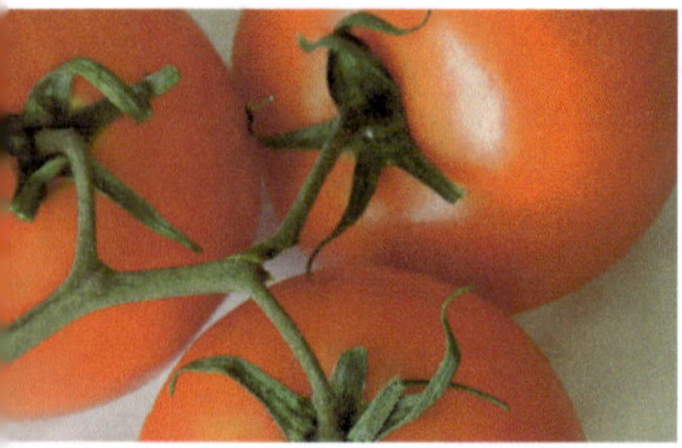

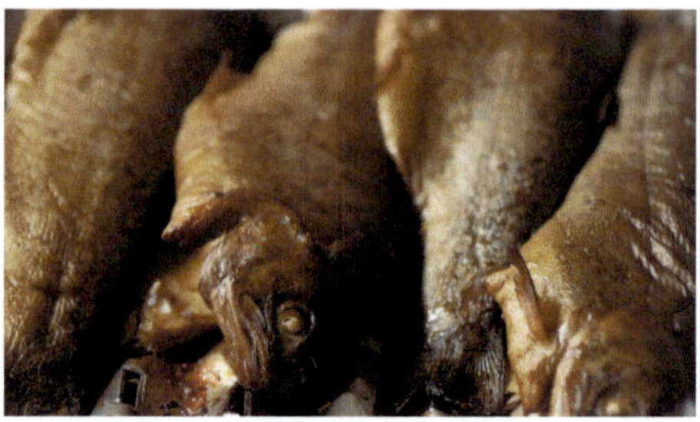

KPU-Betroffene sollten Lebensmittel mit hohem Histamingehalt meiden.

KPU und Gluten

Patienten mit Kryptopyrrolurie klagen oft über Bauchschmerzen und Übelkeit. Der Bauch ist nach dem Essen stark gebläht und es können Durchfälle auftreten. Erbrechen kommt meist nicht vor. Auch eine Gewichtsabnahme fehlt. Bei Kindern tritt keine Gedeihstörung und kein Kleinwuchs auf. Beginnen nun diese Patienten, sich glutenarm zu ernähren, bessern sich meist diese Beschwerden und können schließlich ganz verschwinden. Es handelt sich hier nicht um die strenge Diät, die Zöliakie-Patienten einhalten müssen, um beschwerdefrei zu werden. Die klassische Zöliakie tritt bei Patienten mit Kryptopyrrolurie nicht häufiger auf als bei der Normalbevölkerung und liegt etwa bei 1 %.

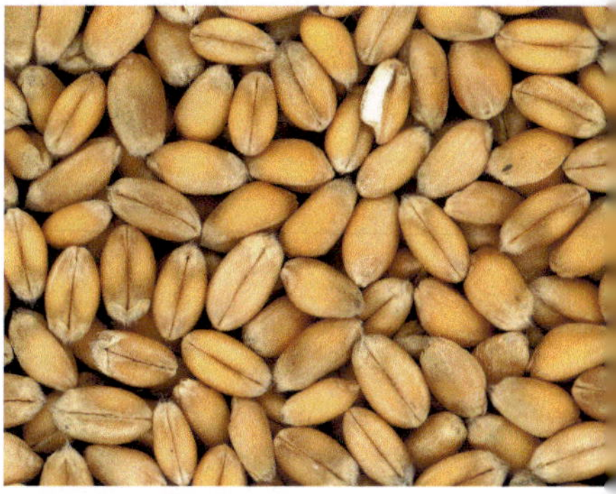

Weizen enthält das Eiweiß Gluten, das Zöliakiepatienten meiden müssen.

Was ist Gluten?

Gluten (sprich: Gluteen) ist ein Eiweißstoff, der vor allem im Weizen vorkommt. Gluten löst die Erkrankung Zöliakie aus. Zöliakie, eine andere Bezeichnung ist Sprue, wird auch als Gluten-sensitive Enteropathie (Darmerkrankung) bezeichnet, die zu einer charakteristischen entzündlichen Schädigung des Dünndarms mit Verlust der mikroskopischen Darmzotten führt. Da die Darmzotten für die Aufnahme der Nährstoffe aus der Nahrung verantwortlich sind, kommt es deshalb zu einem unterschiedlich stark ausgeprägten Mangel an Nährstoffen, Vitaminen und Spurenelementen. Unter einer glutenfreien Ernährung bildet sich die Darmschädigung meist innerhalb von Wochen und Monaten wieder vollständig zurück. Gluten selbst besteht aus Untereinheiten, von denen die wichtigsten die in Alkohol löslichen Gliadine sind. Ähnliche Eiweißstoffe aus Dinkel,

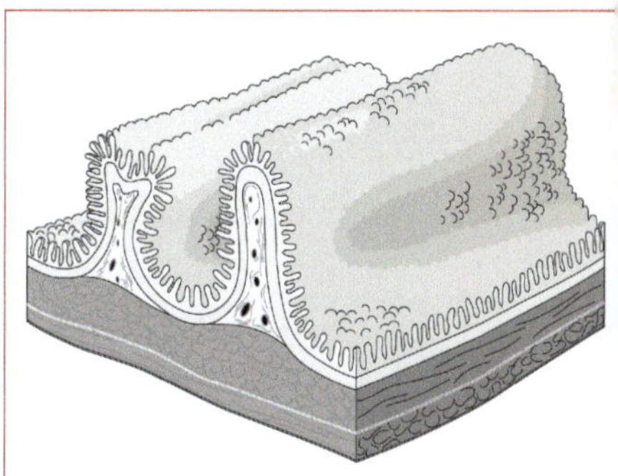

Querschnitt der Dünndarmwand mit sichtbaren Darmzotten.

Gerste und Roggen können ebenfalls eine Zöliakie auslösen, während Mais, Hirse und auch Hafer von diesen Patienten unbedenklich gegessen werden können. Die Erkrankung wird nur bei einer genetischen Veranlagung ausgelöst. Die familiäre Häufung bei direkt Blutsverwandten liegt zwischen 10 und 20 %.

Diagnosestellung

Die Diagnose Zöliakie kann durch eine endoskopische Probenentnahme aus dem Zwölffingerdarm, durch Laborwerte und durch die Besserung der Beschwerden unter streng glutenfreier Ernährung gesichert werden. Gerade bei Patienten mit geringen Beschwerden gewinnen die Bluttests zunehmend an Bedeutung. So können bei diesen Patienten Antikörper gegen Gliadin im Blut nachgewiesen werden. Vor allem der Nachweis von Gliadin-Antikörpern vom Typ IgA ist von Bedeutung. Allerdings weisen viele Patienten mit Hämopyrrollaktamurie einen IgA-Mangel auf, sodass meist nur Gliadin-Antikörper vom Typ IgG gefunden werden. Weitere Antikörper sind IgA-Antikörper gegen Endomysium (EmA), Retikulin-Antikörper und Transglutaminase-Antikörper. Weltweit sind die Transglutaminase-Antikörper am wichtigsten.

Nur noch selten zeigt sich die Zöliakie mit den klassischen Symptomen. Zu diesen gehören starker Durchfall, massive Blähungen und psychiatrische oder neurologische Erkrankungen, verbunden mit schweren Mangelerscheinungen durch die verminderte Aufnahme von Vitaminen, Mineralien und Eiweißen. Sehr viel häufiger sind nur gering ausgeprägte oder atypische Formen, bei denen wenig charakteristische Symptome wie eine Blutarmut bei Eisenmangel oder eine Osteoporose mit Knochenschmerzen wegen Mangel an Kalzium und Vitamin C auftreten. Deshalb wird auch heute noch die Diagnose relativ spät gestellt.

Sind Antikörperbestimmungen ein Ersatz für die Biopsie?

Bei Verdacht auf eine Zöliakie sollte die Diagnose insbesondere bei Vorliegen eines positiven Antikörpertests durch eine endoskopische Biopsie aus dem unteren Zwölffingerdarm gesichert werden.

Mögliche Ergebnisse von Antikörperbestimmung und Biopsie

Antikörperbestimmung	Biopsie	Ergebnis
Transglutaminase- und/oder Gliadin-Antikörper sind positiv	Biopsie ergibt Zottenschwund	Diagnose Zöliakie ist gesichert
Transglutaminase- und/oder Gliadin-Antikörper sind negativ	Biopsie ergibt Zottenschwund	Eine andere Ursache als Zöliakie für den Zottenschwund ist möglich oder Zöliakie bei IgA-Mangel; deshalb IgG-Antikörper bestimmen
Transglutaminase- und/oder Gliadin-Antikörper sind positiv	Biopsie unauffällig	latente Zöliakie ist möglich
Transglutaminase- und/oder Gliadin-Antikörper sind negativ	Biopsie unauffällig	Zöliakie ist ausgeschlossen

Biopsie und Antikörpertest ergänzen sich. Heute werden besonders die Gliadin- und Transglutaminase-Antikörperbestimmungen eingesetzt. Bei einem IgA-Mangel können die Antikörpertests nicht verwendet werden, da sie selbst beim Vollbild der Sprue ein negatives Ergebnis bringen. Es sind vier Konstellationen möglich, die in der obigen Tabelle dargestellt sind.

Der diagnostische Goldstandard ist und bleibt die Dünndarmbiopsie. Die Biopsie wird vom Pathologen beurteilt. Die Befundung erfolgt nach den sogenannten Marsh-Kriterien. Typisch für die Zöliakie sind:

- Erhöhte Anzahl von Lymphozyten im Gewebe
- Vergrößerung und Verlängerung der Krypten
- Verkürzung oder ein völliges Fehlen der Dünndarmzotten

Falls ein Patient ohne sichere Diagnose sich selbst eine glutenfreie Diät verordnet, wird die Diagnosestellung schwierig, da die Antikörperdiagnostik dann nicht zu verwerten ist. Unter der Diät kann sich eine pathologische Dünndarmschleimhaut wieder regeneriert haben. Will man trotzdem die Diagnose sichern, muss ein Glutenbelastungstest über mehrere Wochen durchgeführt werden. Dabei muss der

Patient täglich zwei Scheiben Brot essen, um wieder eine Zottenatrophie zu bekommen. Die Antikörpertests werden dann wieder positiv.

Therapie

Etwa 90 % der Patienten mit Zöliakie sprechen auf eine glutenfreie Diät an. Bereits nach zwei bis vier Wochen haben 70 % der Patienten eine deutliche klinische Besserung. Zu Beginn sollte auch eine laktosefreie Diät eingehalten werden, da meist gleichzeitig auch ein Laktasemangel besteht. Außerdem sollten Mineralien und ein Multivitaminpräparat zusätzlich eingenommen werden. Erlaubt sind bei der glutenfreien Diät die Kohlenhydrate Reis, Mais, Hirse, Buchweizen, Kartoffeln, Hülsenfrüchte, Soja und in geringeren Mengen auch Hafer. Hafer kann allerdings problematisch sein, wenn Verunreinigungen durch Weizen, Roggen oder Gerste durch die Getreidemühle bestehen. Dies betrifft kommerziell hergestellte Produkte. Selbst bearbeitete Haferprodukte sind unproblematisch. Sogenanntes verstecktes Gluten findet sich in Fertigsuppen, Kakaomixgetränken, Eiscreme, Gewürzsoßen, Senf, Salatdressings, Früchtejoghurt und vielen anderen Produkten. Seit 2005 ist die Kennzeichnung von glutenhaltigen Lebensmitteln Pflicht.

KPU und latente Zöliakie

Manche Patienten mit Kryptopyrrolurie scheinen an einer sogenannten latenten Zöliakie zu leiden. Sie weisen dann Gliadin-Antikörper vom IgG-Typ auf. IgA-Antikörper fehlen wegen des IgA-Mangels. Die tiefe Duodenumbiopsie ist dagegen unauffällig. Die Patienten leiden an starken Blähungen, manchmal auch an Durchfällen. Eine Gewichtsabnahme fehlt. Bei diesen Patienten reicht es aus, dass sie lediglich die Menge an Gluten reduzieren. Sie müssen keine strenge Diät wie bei der klassischen Zöliakie einhalten. Ich empfehle den Patienten, z.B. nicht am selben Tag Teigwaren und Brot zu essen. Es wird vermutet, dass der Manganmangel als Ursache für das Auftreten der Beschwerden verantwortlich ist. Das bedeutet, dass durch die Therapie mit Mikronährstoffen, die Mangan enthalten, diese Problematik im Verlauf der Behandlung an Bedeutung verliert und die Ernährungseinschränkungen langsam gelockert werden können.

In der letzten Zeit sind neue Erkenntnisse gewonnen worden. Es gibt neben der Zöliakie eine neue Einschränkung des Wohlbefindens. Es hat auch einen Namen bekommen:

ATI-Sensitivität oder Weizensensitivität

Gibt es so etwas überhaupt? Was bedeutet das? ATI heißt „Amylase-Trypsin-Inhibitoren".

Was ist das?

Bei diesen Patienten liegt weder eine Zöliakie noch eine Weizenallergie vor. Es ist also eine Ausschlussdiagnose.

Bei der Weizensensitivität handelt es sich um eine entzündliche Reaktion des Darms. Sie ist eng an die Zufuhr von Weizen gekoppelt. Die Beschwerden treten innerhalb von wenigen Stunden oder bis zu zwei Tagen auf und verschwinden dann wieder. Es handelt sich um eine Reaktion des angeborenen Immunsystems. Da auch unspezifische Allgemeinsymptome wie Müdigkeit, Erschöpfung und Konzentrationsstörungen auftreten, dazu noch Kopf-, Glieder- und Gelenkschmerzen, scheint das Zentrum der Erkrankung außerhalb des Darms zu liegen.

ATI stimuliert also das angeborene Immunsystem.

Amylase-Trypsin-Inhibitoren sind Weizenproteine, die ausschließlich Zellen des angeborenen Immunsystems stimulieren. Das sind vor allem Monozyten, also große Fresszellen. Sie binden an einem besonderen Rezeptor. Erstaunlich ist, dass normalerweise an diesem Rezeptor sehr gefährliche Bakterien andocken. Die Weizenproteine aktivieren diesen Rezeptor allerdings nur leicht. Deshalb ist auch die Entzündung nur gering ausgeprägt. Sie ist mit konventionellen Methoden derzeit im Blut nicht nachweisbar.

Welche Bedeutung hat ATI in der Ernährung?

Es ist ein Paradigmenwechsel für die Kommunikation von Darm und Immunsystem. Wahrscheinlich gibt es noch viele andere Nahrungsbestandteile, die einen Einfluss auf Erkrankungen ausüben. ATI ist aber deshalb bedeutsam, weil sich viele Menschen von Weizen ernähren. Bei allen Menschen führt ATI zu einer Aktivierung des Immunsystems. Bei den meisten Menschen ist dies aber völlig unproblematisch. Nicht aber bei Patienten mit chronischen Erkrankungen. KPU gehört dazu.

Glutenfrei ist auch ATI-frei!

Weizensensitive Patienten müssen also den Gluten-Gehalt ihrer Ernährung reduzieren. Die Diät muss allerdings nicht ganz so streng sein wie bei der Zöliakie. Der schädigende Effekt von ATI ist nämlich dosisabhängig. Etwa 5–10% Gluten der ursprünglichen Ernährung sind möglich. Im Gegensatz dazu müssen es bei der Zöliakie ja 0% sein.

ATI-Gehalt verschiedener Nahrungsmittel

Die Angaben beziehen sich auf übliche Weizensorten. Der ATI-Gehalt wird durch Backen und Kochen nur um ¼ der Ausgangsmenge vermindert.

Hoch (100%)	Niedrig (bis 10%)	Sehr niedrig (bis 2%)
Weizen	Soja	Hirse
Roggen	Quinoa	Hafer
Gerste	Buchweizen	Mais
Dinkel	Erbsen	Amaranth
Emmer	Reis (Oryza sativa 1)	Reis (Oryza sativa 2)
Einkorn		
Grünkern		

Im Gegensatz zur Zöliakie verursacht ATI normalerweise keine Magen-Darm-Beschwerden, sondern führt zu einer Verschlechterung von bestehenden Erkrankungen außerhalb des Magen-Darm-Traktes.

ATI macht aber noch viele andere Probleme. Es erhöht das Körpergewicht um ca. 10%. Das bedeutet eine Vielzahl von Folgeerkrankungen auch im Herz-Kreislauf-Bereich.

ATI verstärkt also Entzündungsprozesse im Körper.

KPU und der Zuckerstoffwechsel

Fruchtzuckerunverträglichkeit

Patienten mit Kryptopyrrolurie berichten über zwei Phänomene. Sie klagen über Bauchbeschwerden und Unterzuckerung. Ursache ist eine Unverträglichkeit von Fruchtzucker. Wie ist dies zu erklären?

Was ist Fruchtzucker?

Fruchtzucker oder Fruktose – früher auch als Laevulose bezeichnet – gehört als Einfachzucker (Monosaccharid) zu den Kohlenhydraten. Fruchtzucker kommt in den meisten Früchten und Gemüsen natürlich vor und ist einer der zwei Bestandteile des „Doppelzuckers" (Disaccharid), der auch Haushaltszucker oder einfach „Zucker" genannt wird. Der andere Bestandteil des Haushaltszuckers ist Traubenzucker. Reiner Fruchtzucker wurde früher Diabetikern als Ersatz für Haushaltszucker empfohlen und kann in Drogerien oder Supermärkten gekauft werden. Diese Empfehlung gilt nicht mehr. Es besteht nämlich die Gefahr der Unterzuckerung.

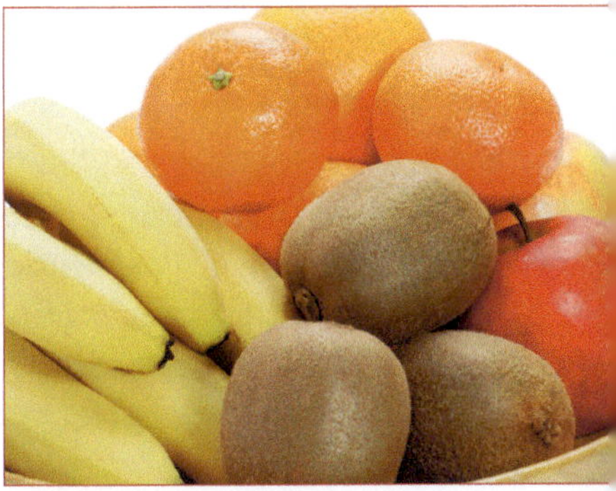

KPU-Betroffene leiden häufig an einer Unverträglichkeit von Fruktose.

Wie äußert sich eine Fruchtzuckerunverträglichkeit?

Symptome

Viele Patienten berichten über diffuse krampfartige Bauchschmerzen, Blähungen und breiigen Stuhl; andere über Schwindel, Zittern, Übelkeit, Schwitzen, schnellen Puls, Hungergefühl auch kurz nach dem Essen, Stimmungsschwankungen, Kopfschmerzen, Konzentrationsstörungen, Depression, Müdigkeit, aber auch Aggression.

Ursachen

Es gibt zwei Formen der Unverträglichkeit von Fruchtzucker. Einerseits die Fruchtzuckermalabsorption (FM), oft auch irreführ-

Hereditäre Fruktoseintoleranz (HFI) und Fruktosemalabsorption (FM)

Erkrankung	Häufigkeit	Mechanismus	Diagnose	Therapie
hereditäre Fruktoseintoleranz (HFI)	sehr selten (1:20 000)	vererbte Stoffwechselstörung, bei der ein Defekt des Leberenzyms Aldolase B vorliegt	Gewebeprobe aus Leber oder Dünndarm bzw. genetische Untersuchung	lebenslange, streng fruktosefreie Ernährung
Fruktosemalabsorption (FM) (oft irreführend als Fruktoseintoleranz bezeichnet)	häufig (3:10)	Störung des GLUT-5-Transporters, der für die Regulation von Fruktose im Darm zuständig ist	H_2-Atemtest	fruktosearme Ernährung

rend Fruchtzuckerintoleranz genannt, und die vererbte, sogenannte hereditäre Fruchtzuckerintoleranz (HFI). In der Tabelle sind die Unterschiede der beiden Erkrankungen aufgeführt. Fälschlicherweise sprechen viele Menschen von einer Fruktoseintoleranz, wenn sie eigentlich die Fruktosemalabsorption meinen.

Hereditäre Fruchtzuckerintoleranz (HFI)

Diese Erkrankung wurde erstmals im Jahr 1956 beschrieben. Die Krankheit wird autosomal-rezessiv vererbt. Durch die Störung des Enzyms Aldolase B in der Leber kann keine Fruktose, kein Sorbit und auch der Haushaltszucker nicht abgebaut werden. Stattdessen ist nur die Aldolase A vorhanden, ein Enzym, das im Vergleich zur Aldolase B fünfzigmal langsamer arbeitet.

Das erste Enzym des Fruktoseabbaus, die Fruktokinase, ist nicht betroffen, sodass Fruktose in die Leberzelle gelangt und phosphoryliert wird, aber die Zelle nicht mehr verlassen kann. Durch die Anhäufung von Fruktose in der Leberzelle werden weitere Enzyme gehemmt, die für den Glukosestoffwechsel benötigt werden, sodass eine Unterzuckerung die Folge ist. Die durch Fruktose verursachten Leberveränderungen sind bei Erwachsenen nur schwer von einer alkohol-toxischen Fettleber zu unterscheiden. Infusionen mit Fruktose oder Sorbit können tödlich sein. Auch schwere Nierenschädigungen kommen vor.

Der Nachweis erfolgt aus einer Gewebeprobe der Leber oder des Dünndarms. Seit einigen Jahren ist auch eine molekulargenetische Untersuchung im Blut möglich. Da diese Krankheit angeboren ist, erkrankt der Säugling meist akut am Übergang von Stillzeit zur Beikost mit Obstzubereitungen. Diese Krankheit ist sehr selten in ihrer klassischen Form mit einer Häufigkeit von 1 : 20 000. Eine Langzeitstudie der „Selbsthilfegruppe hereditäre Fruktoseintoleranz (HFI)“ konnte vier verschiedene Personengruppen unterscheiden:

1. Säuglinge, Kinder, Jugendliche und Erwachsene, die lebenslang eine totale Abneigung (Aversion) gegen Süßes und Obst haben.
2. Säuglinge und Kinder, die eine totale Aversion gegen Süßes und Obst hatten und später als Jugendliche und Erwachsene nur noch eine fruktosearme Kost zu sich nehmen. Zu diesem Zeitpunkt schleichen sich viele Beschwerden ein, die aber nicht der HFI zugerechnet werden, und auch der behandelnde Arzt kann diese Beschwerden nicht der HFI zuordnen. Nur eine streng fruktosearme Diät führt zu Beschwerdefreiheit.
3. Es gibt Säuglinge und Kinder, die nur eine leichte Aversion gegen Süßes und Obst haben. Diese Patienten lehnen eine fruktosearme Ernährung ab und die Beschwerden werden in Kauf genommen.
4. Patienten, bei denen erst sehr spät eine HFI diagnostiziert wurde und die über ihre Erkrankung nicht ausreichend informiert wurden, haben viele Beschwerden seit ihrer Kindheit. Sie wissen nicht, was es bedeutet, beschwerdefrei zu sein.

Nur eine fruktosefreie Ernährung führt zu Beschwerdefreiheit!

Fruktosemalabsorption (FM)

Die Fruktosemalabsorption beruht auf einem defekten Transportsystem für Fruktose im Dünndarm. Der Transporter GLUT-5 sorgt normalerweise dafür, dass über die Nahrung aufgenommene Fruktose resorbiert wird. Erworben oder angeboren ist die Kapazität dieses Transporters vermindert. Dadurch, dass die Fruktose im Dünndarm nicht aufgenommen wird, sammelt sich Wasser im Dünndarm. Der Dickdarm kann dann später diese Flüssigkeit nicht mehr aufnehmen. Durch den bakteriellen Abbau der Fruktose im Dickdarm – dort kann Fruktose nicht mehr vom Körper aufgenommen werden – entstehen

Gase, die einen Blähbauch und Blähungen hervorrufen. Oft wird eine Fruktosemalabsorption, wie auch andere Kohlenhydratmalabsorptionen (wie Laktosemalabsorption), als Reizdarm bezeichnet. Die Diagnose einer Fruktosemalabsorption erfolgt durch einen H_2-Atemtest. Dieser Test ist bei HFI natürlich mit einem hohen Risiko verbunden. Es kann nämlich eine schwere Hypoglykämie (Unterzuckerung) ausgelöst werden.

Die Ernährung sollte fruktosearm oder auch in schweren Fällen fruktosefrei sein. Es hat sich als hilfreich erwiesen, dass die Patienten ein Ernährungsprotokoll führen. Nur so kann die individuelle Toleranzschwelle festgestellt werden. Es sollte darauf geachtet werden, dass der tägliche Speiseplan einen höheren Anteil an Glukose (Traubenzucker) im Vergleich zu Fruktose enthält. Gleichzeitig wird die zusätzliche Einnahme von Vitaminen empfohlen. Interessant ist, dass durch eine fruktosearme oder fruktosefreie Ernährung die schulischen Leistungen der Kinder und Jugendlichen verbessert werden konnten. Die Konzentrationsfähigkeit verbesserte sich und die Reizbarkeit nahm ab. Die Schilddrüsenunterfunktion kann die Leistungsfähigkeit des GLUT-5-Transporters weiter verschlechtern. Auch Sorbit behindert den GLUT-5-Transporter. Häufig weisen diese Patienten einen Folsäure- und einen Zinkmangel auf.

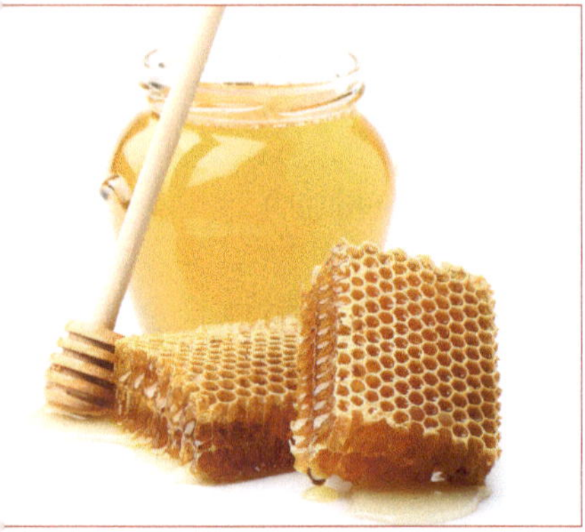

Honig enthält sehr viel Fruktose.

KPU und Fruktoseintoleranz

Patienten mit Fruktoseintoleranz haben häufig eine Kryptopyrrolurie. Der Zinkmangel der KPU-Patienten führt zu einer verminderten Funktionsfähigkeit der Aldolase B und somit zu einer geringeren Umwandlung von Fruktose in Glukose. Der Glukosemangel führt schließlich zur rascheren Unterzuckerung mit den entsprechenden Beschwerden wie Hungergefühl, Zittern, Kopfschmerzen, Müdigkeit, Depression, Schwitzen. Gleichzeitig kommt es reaktiv durch den erhöhten Fruktosespiegel zu einer vermehrten Insulinausschüttung, wodurch der Glukosespiegel weiter abfällt und die Symptome

Wo ist Fruktose enthalten?	
Süßigkeiten	Milchschokolade, Pralinen, Bonbons, Eiscreme, mit Honig gesüßte Süßwaren, Nussnougatcremes
Obst	frisches und getrocknetes Obst, Fruchtsäfte, Limonaden, Marmeladen
weitere Lebensmittel	Tomatenketchup, Dressings, Zuckerrübensirup, Melasse, Agavensirup, Maissirup, Honig

verstärkt werden. Aber auch der GLUT-5-Transporter scheint nicht richtig zu funktionieren, da der Fruktosegehalt im Dünndarm zunimmt und schließlich zur Malabsorption von Fruktose führt.

Es ist bisher nicht klar, ob auch hier der Zinkmangel, die verminderte Schilddrüsenfunktion oder auch ein Folsäuremangel, der immer wieder bei Patienten mit Fruktoseintoleranz gefunden wird, für diese Beschwerden als Ursache infrage kommt. Blähbauch, Bauchschmerzen und breiige Stühle sind die Folge. Eine gleichzeitige Glutenüberempfindlichkeit oder eine Laktoseintoleranz können die Beschwerden noch weiter verstärken.

Wie sieht die Ernährung aus?

Die einzig mögliche Therapie ist die Vermeidung von Fruktose in der Nahrung. Ganz wichtig ist, dass normaler Haushaltszucker zur Hälfte aus Fruktose besteht und daher ebenfalls vermieden werden muss. „Versteckter" Zucker ist in vielen Lebensmitteln enthalten, besonders in industriell hergestellten.

Zu beachten ist: Alle Süßigkeiten wie Milchschokolade, Pralinen, Bonbons und Eiscreme sind reich an Fruktose und sollten nicht gegessen werden. Süßigkeiten, die mit Honig hergestellt wurden, sollten ebenfalls vermieden werden. Fast alle Frucht- und Obstsorten und ihre Säfte, Limonaden und Marmeladen enthalten viel Fruktose. Trockenobst aller Art ist eine „Fruktosebombe" und besteht teilweise aus 50 % Fruktose (z. B. Rosinen). Nussnougatcremes sind sehr fruktosereich. Gemüse ist dagegen meist fruktosearm. Es ist dennoch Vorsicht geboten. Es kann nämlich bei starker Empfindlichkeit dennoch zu Problemen kommen. Dressings und Tomatenketchup sind reich an Fruktose. KPU-Betroffene sollten außerdem kein Vollkornbrot essen. Es verstärkt oft die Symptome – Blähungen und Völlegefühl nehmen dann zu.

Wie viel Fruktose darf ich in der Diätphase zu mir nehmen?

Als Richtwert kann man von etwa 1–2 g Fruktose am Tag ausgehen, das entspricht etwa 40 mg/kg Körpergewicht. Saccharose wird zur Hälfte angerechnet. Meist dauert es mehrere Monate, bis wieder mehr Fruktose vertragen wird. Lebensmittel mit einem Fruktosegehalt von weniger als 1 g/100 g werden meist gut vertragen.

Süßes oder Kuchen dürfen nur gegessen werden, wenn sie mit Traubenzucker hergestellt sind. Da Traubenzucker weniger süß schmeckt als Fruchtzucker, muss zum Backen mehr davon genommen werden. Kartoffeln enthalten auch Fruktose, deshalb sollten am Anfang nur ein bis zwei pro Tag gegessen werden. Industriell hergestellte Wurst kann Fruktose enthalten. Auch Cola sollte nicht getrunken werden.

Je nach individueller Verträglichkeit muss jeder vorsichtig austesten, ob bzw. wie viel der Körper beschwerdefrei toleriert. Entscheidend ist immer die Menge an zugeführter Fruktose und ob gleichzeitig noch Sorbit (E420) (Verschlechterung) oder Traubenzucker (meist Verbesserung) aufgenommen wird. Deshalb sollten Diabetikerprodukte ganz vermieden werden. Diabetiker dürfen natürlich keinen Trau-

Süßstoffe und ihre Verträglichkeit bei KPU

Gut verträglich	Unverträglich
Acesulfam (E950)	Isomalt (E953)
Aspartam (E951)	Xylit (E967)
Cyclamat (E952)	Maltit (E965)
Saccharin (E954)	Mannit (E421)
	Inulin

benzucker essen, da es sonst zu einer Blutzuckerentgleisung kommt. Diese Angaben zu fruktosereichen Lebensmitteln sind nicht vollständig. Am Anfang der Diät sollten auch Hülsenfrüchte, vor allem Bohnen und Linsen, vermieden werden. Auch die Fettmenge sollte begrenzt sein.

Zusätzlich zur Diät spielt Bewegung eine sehr wichtige Rolle. Durch regelmäßiges Ausdauertraining wird die Darmmotorik angeregt, sodass Gase und auch der Darminhalt schneller weitertransportiert werden. So kann ein Teil der Gase besser über die Atmung ausgeschieden werden. Außerdem bessert sich das Allgemeinbefinden. Lustlosigkeit, Antriebslosigkeit und Müdigkeit gehen zurück.

KPU und Probleme mit dem Blutzucker

Menschen mit KPU leiden besonders unter Schwankungen des Blutzuckers. Es kommt vor allem zu einem raschen, unvorhergesehenen Blutzuckerabfall. Warum ist das so?

Das zentrale Problem ist der gestörte Fruktosestoffwechsel. Möglicherweise spielt aber auch die Störung der Mitochondrienfunktion eine Rolle. Letztendlich fehlt dem Körper die aus Fruktose (Fruchtzucker) gebildete Glukose (Traubenzucker), der wichtigste Energielieferant des Körpers.

Für *John Kamsteeg* ist dies die Hauptursache des Blutzuckerabfalls. Er nennt es „reaktive Hypoglykämie". Bei einer Umfrage hatten 78 % der Befragten angegeben, dass sie zwischen den Mahlzeiten Heißhunger verspürt hätten. 70 % fangen an zu zittern, ihnen wird übel oder schwindelig, wenn sie Hunger haben. Auch Stimmungsschwankungen sind häufig vorhanden. Er verweist außerdem auf Glutathion, das einen Einfluss auf die Aktivierung von Insulin hat. Bekannt ist Glutathion bisher als endogenes Antioxidans mit starker Radikalbindungsfähigkeit. *Kamsteeg* sieht hier eine Verbindung zur Insulinresistenz.

Glutathion besteht aus den drei Aminosäuren Glutamin, Glycin und Cystein, wobei der Schwefelanteil des Cysteins für die Funktion entscheidend ist. Da Glutamin und Glycin in hohen Konzentrationen im Körper des Menschen vorkommen, bestimmt die Verfügbarkeit von Cystein die Bildung von Glutathion. Für den Aufbau von Cystein ist Vitamin B6 erforderlich. Ein Vitamin-B6-Mangel bei KPU führt also über eine verminderte Bildung von Glutathion ebenfalls zu einer Störung der Blutzuckerregulation.

Bodo Kuklinski sieht die Neigung zur Unterzuckerung als Folge der gestörten Mitochondrienfunktion an. Der Zucker kann nicht verstoffwechselt werden und dient dann nicht zur Energiegewinnung. Die Folge ist eine Zunahme des Körpergewichts mit Vermehrung des Körperfetts.

Wie soll ich mich ernähren, wenn ich zur Unterzuckerung neige?

Empfohlen wird die LOGI-Kost. Der Begriff LOGI steht für „low glycemic index". Der glykämische Index gibt Auskunft, wie schnell ein Kohlenhydrat den Blutzuckerspiegel erhöht. Dabei wird reinem Traubenzucker die Zahl 100 zugeordnet. Komplexe Kohlenhydrate mit hohem Faseranteil liegen viel niedriger und führen nur zu einer schwachen Insulinantwort.

Die LOGI-Kost sieht außerdem vor, den Kohlenhydratanteil auf 20 bis 30 % der Nahrungszufuhr zu begrenzen. Gleichzeitig wird der Fettanteil auf über 50 % erhöht. Der Eiweißanteil soll 20 bis 30 % betragen.

Kuklinski stellt fest, dass jede Kohlenhydratzufuhr mit hohem glykämischen Index den Zitratzyklus blockiert. Eine Laktatazidose, also ein Anstieg der Milchsäure mit Übersäuerung des Gewebes ist die Folge. Fettsäuren dagegen können direkt in den Zitratzyklus eingeschleust werden. Die Kohlenhydratzufuhr dagegen führt zur verstärkten Fettsynthese mit Gewichtszunahme. Gleichzeitig entsteht aber ein Energiedefizit. Betroffene müssen in kurzen Abständen essen. Wird nicht gegessen, dann treten Müdigkeit, Unruhe, ein Konzentrationsabfall, Kopfschmerz, Migräne usw. auf. Diese Symptome können auch nachts auftreten. Die Betroffenen können dem vorbeugen, wenn sie vor dem Schlafengehen noch ein Butterbrot mit fettem Käse essen. *Kuklinski* nennt dies „Spät- oder Nachtstück".

Unter konsequenter LOGI-Kost sinkt das Körpergewicht sogar wieder, ohne dass der Patient hungern muss.

KPU und Proteine in der Nahrung

Menschen mit Kryptopyrrolurie leiden häufig an Bauchschmerzen, Übelkeit und an einem geblähten und aufgetriebenen Bauch. Neben einer Glutenüberempfindlichkeit und einer Fruktoseintoleranz besteht oft eine Eiweißunverträglichkeit. Schon *Carl C. Pfeiffer* hat darauf hingewiesen, dass die Kryptopyrrolurie zu einem Leben als Vegetarier zwinge.

Er hat außerdem festgestellt, dass diese Patienten sehr viele Kohlenhydrate zu sich nehmen, wodurch es zu einer deutlichen Gewichtszunahme kommt. Durch eine erfolgreiche Behandlung, die dazu führt, dass auch Eiweiß wieder gegessen werden kann, nehmen die Patienten dann schließlich wieder ab. Für ihn war klar, dass der Mangel an Zink und Vitamin B6 die Ursache ist. In der Tat brauchen Eiweiß spaltende Enzyme Zink und Vitamin B6, aber auch Mangan, um zu funktionieren.

Eine Störung des Eiweißabbaus lässt sich leicht mithilfe des Indikan-Tests nachweisen. Der Nachweis von Indikan im Urin weist immer auf einen unvollständigen Abbau der Aminosäure Tryptophan durch Mikroorganismen im Dickdarm hin. Tryptophan wird dabei in Indol, Skatol und Tryptamin verstoffwechselt. Diese Verbindungen werden resorbiert, über den Pfortaderkreislauf zur Leber transportiert und weiter abgebaut. Die Ausscheidung erfolgt dann über die Niere als Indikan (Indoxylschwefelsäure). Im Rahmen der Therapie verbessert sich die Eiweißverdauung und der Indikan-Test wird wieder negativ.

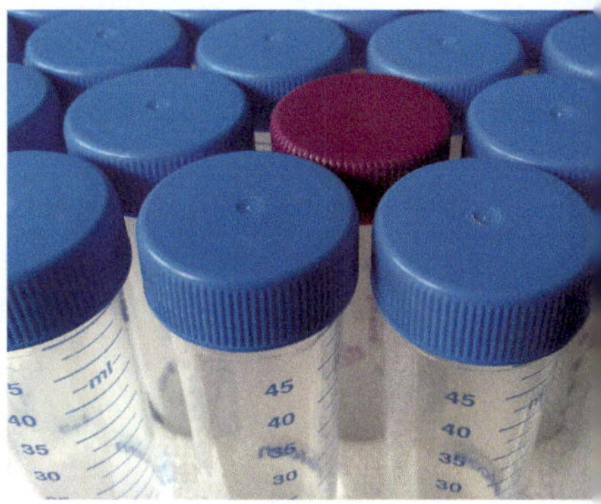

Eine Störung des Eiweißabbaus kann über die Messung von Indikan im Urin nachgewiesen werden.

KPU und Progesteron

Frauen mit Kryptopyrrolurie haben häufig Probleme mit ihrem Hormonhaushalt. Insbesondere das Progesteron (Gelbkörperhormon) ist erniedrigt. Dadurch kommt es zu einem unregelmäßigen Menstruationszyklus. Besonders die zweite Phase des Zyklus ist betroffen. Typischerweise kommt es zu Beschwerden, die als „prämenstruelles Syndrom" (PMS) bezeichnet werden. Schlafstörungen, vermehrte Reizbarkeit, depressive Verstimmung, Brustspannen und Gelenkschwellungen können vorkommen.

Ein niedriger Progesteronspiegel verursacht auch Probleme in der Schwangerschaft. Schwangerschaftserbrechen steht an erster Stelle.

Progesteron

Progesteron und Östrogen sind die Hormone, die von den Ovarien (Eierstöcken) geschlechtsreifer Frauen gebildet werden. Progesteron ist das Hormon, das vom Corpus luteum (Gelbkörper) erzeugt wird. Die Produktion beginnt kurz vor der Ovulation und steigert sich dann schnell. Dadurch wird Progesteron zum wichtigsten weiblichen Geschlechtshormon in der 2. Hälfte des Menstruationszyklus. Dieses Hormon ist für das Überleben des befruchteten Eies, des Embryos und des Fötus während der ganzen Schwangerschaft notwendig, wobei dann die Produktion von Progesteron in der Plazenta erfolgt. Progesteron wird außerdem in kleinen Mengen von den Nebennieren beider Geschlechter und beim Mann im Hoden erzeugt. Für die Kortisonbildung tritt Progesteron als Zwischenstufe auf.

Die Bildung von Progesteron hat ihren Ursprung im Cholesterin, das aus Essigsäureresten (Acetat) aufgebaut wird. Über Pregnenolon wird schließlich Progesteron gebildet. Aus Progesteron entstehen Kortisol und Testosteron, das männliche Geschlechtshormon, und auch Östron, Östradiol und Östriol, die Östrogene. Mit der Entwicklung des Gelbkörpers und mit dem Eisprung steigt die Produktion von Progesteron schnell von 2–3 mg/Tag auf durchschnittlich 22 mg/Tag, wobei die Höchstmenge von etwa 30 mg/Tag ungefähr eine Woche nach dem Eisprung produziert wird. Nach weiteren 10 bis 12 Tagen wird, falls keine Befruchtung stattgefunden hat, die Progesteronproduktion wieder stark gesenkt. Mit dem Abfall des Progesterons wird die Blutung der Gebärmutterschleimhaut ausgelöst. Dann wiederholt sich dieser Zyklus.

Während einer Schwangerschaft wird die Progesteronproduktion von der Plazenta übernommen. Die Produktion steigt ständig an, bis auf 300–400 mg/Tag am Ende der Schwangerschaft.

Progesteron ist im Blut an ein wasserlösliches Protein gebunden, das kortisolbindendes Globulin, CBG, genannt wird. Es ist derselbe Eiweißkörper, der auch Kortisol transportiert. Nur ein kleiner Teil des Progesterons, nämlich weniger als 10 %, ist ungebunden. Progesteron ist wie Cholesterin fettlöslich. Ohne CBG wäre es im Plasma nicht löslich. Progesteron dringt leicht durch die Zellmembran ins Innere der Zelle. Rasch kommt das Molekül zum Zellkern und entfaltet seine Wirkung. In der Leber wird Progesteron inaktiviert und über Galle und Urin ausgeschieden.

Wirkung von Progesteron

Fortpflanzung

Progesteron macht das Überleben des befruchteten Eies erst möglich. Es erhält die Gebärmutterschleimhaut, in der sich das befruchtete Ei einnistet. Der hohe Progesteronspiegel zur Zeit des Eisprungs ist für die Libido verantwortlich. Ein Abfall des Progesteronspiegels während der Schwangerschaft führt zu einem Absterben des Embryos. Progesteron führt im Gegensatz zu Östrogen und Testosteron nicht zur Ausbildung von sekundären Geschlechtsmerkmalen. Es ist aber dennoch für die Entwicklung bei beiden Geschlechtern notwendig.

Biologische Eigenschaften

Progesteron hat eine große Anzahl an Wirkungen auf den Körper. Progesteron vermindert die negative Wirkung der Östrogene. Es sind:

- Erhöhung des Wasser- und Salzgehaltes in den Zellen
- Verringerung der Schilddrüsenhormone
- Freisetzung von Histamin

- Risiko für Embolie und Infarkt durch eine Steigerung der Blutgerinnung
- Bildung von Gallensteinen durch Eindickung der Galle
- Libidoverlust
- Zystenbildung in der Brust

Bildung von Kortison, Östrogen und Testosteron

Aus Progesteron werden weitere Hormone wie Kortison, Östrogen und Testosteron gebildet. Die Hormone der Hypophyse ACTH, LH und FSH steuern deren Produktion. Das heißt, dass Progesteron eine Schlüsselposition als Vorläufer dieser Hormone einnimmt.

Die Steuerung von LH und FSH, die von der Hypophyse abgegeben werden, erfolgt durch die übergeordnete Hirnregion, den Hypothalamus. Von dort wird über einen Botenstoff, der Gonadotropin freisetzendes Hormon (GnRH) genannt wird, die LH- und FSH-Freisetzung

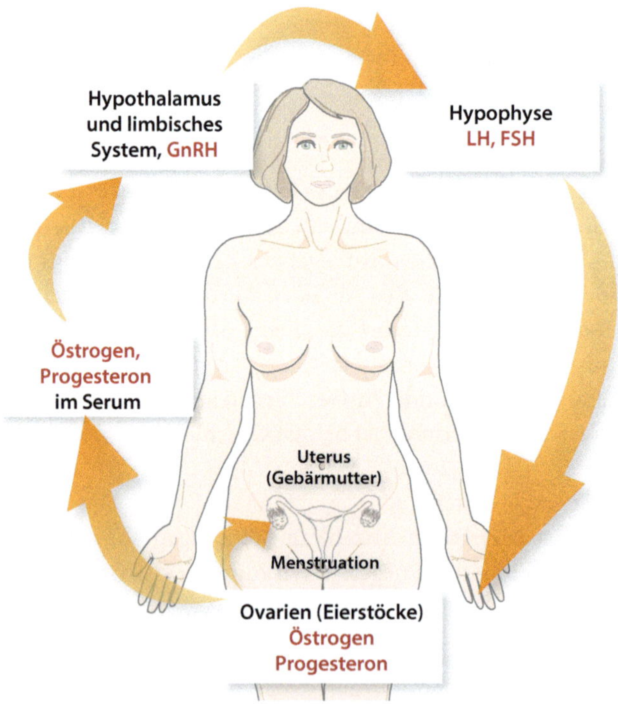

Hormonzyklus der Frau.

reguliert. Der Hypothalamus ist Teil des limbischen Systems. In diesem riesigen „Computerkomplex“ werden laufend biochemische, hormonelle, immunologische und emotionale Informationen gesammelt. Von dort erfolgt die entsprechende Steuerung des Körpers. Dieser Hirnbereich legt unsere Gefühlswelt fest und löst die entsprechenden physiologischen Reaktionen aus. Somit ist jetzt auch klar, dass der Ablauf des Zyklus von Emotionen, Stress, Ernährung, Krankheit und Hormonen beeinflusst werden kann.

Es ist zu bedenken, dass bei Zyklen ohne Ovulation auch kein Progesteron entstehen kann. In diesen Fällen kommt es zu einem Östrogenübergewicht mit allen damit verbundenen Nebenwirkungen, häufig als PMS (prämenstruelles Syndrom) bezeichnet.

Wechseljahre (Menopause)

Von Bedeutung ist, dass in den Wechseljahren weiterhin Östrogen in den Fettzellen gebildet wird und der Östrogenspiegel nicht auf Null absinkt. Der Progesteronspiegel geht jedoch fast auf Null zurück und liegt damit bei Frauen niedriger als bei Männern. Dies hat auch Auswirkungen auf den Kortisonstoffwechsel, da Progesteron ein wichtiger Vorläufer ist. Der Östrogenspiegel in der Menopause liegt allerdings zu niedrig, als dass eine für eine Schwangerschaft funktionstüchtige Gebärmutterschleimhaut aufgebaut werden könnte. Es wird angenommen, dass aufgrund eines Überwiegens von Östrogen, verbunden mit dem niedrigen Progesteronspiegel, ein hormonelles Ungleichgewicht eintritt, das als Östrogendominanz bezeichnet wird. Dabei können folgende Symptome auftreten:

- Wassereinlagerung und Bildung von Ödemen
- Schwellung der Brust und Bildung von Zysten in der Brust
- Stimmungsschwankungen bis zur Depression
- Libidoverlust
- Unregelmäßige Menstruation

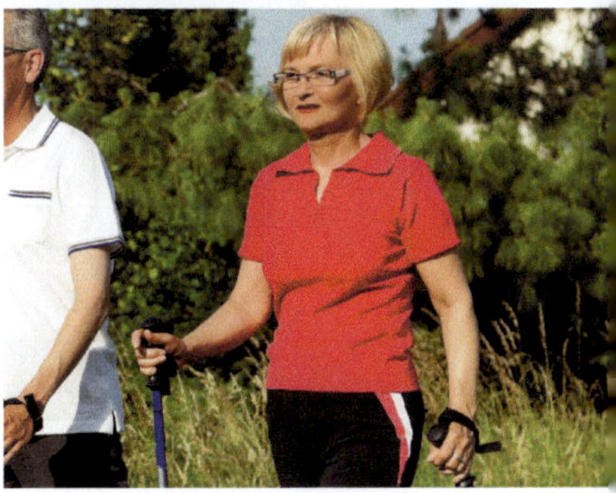

Frauen in der Menopause können durch das hormonelle Ungleichgewicht Beschwerden entwickeln.

- Gebärmuttermyome
- Gewichtszunahme mit Fettdepots an Hüften und Oberschenkeln

Um dieses Ungleichgewicht wieder zu beseitigen, ist die Zufuhr von Progesteron empfehlenswert. Die gleichzeitige Gabe von Östrogen bringt meist keinen Vorteil, da das Progesteron die Aufnahme von Östrogenen aus der Nahrung (den sogenannten Phytoöstrogenen) und die Wirkung des Östrogens im Körper verbessert.

Bedeutung für KPU-Patientinnen

Die oben geschilderte Problematik ist bei Frauen mit Kryptopyrrolurie noch ausgeprägter. Das liegt daran, dass für die Bildung von Progesteron Zink und Vitamin B6 erforderlich sind. Beide Stoffe liegen aber in verminderter Konzentration im Körper vor, sodass der Progesteronmangel noch verstärkt wird. Die Östrogendominanz steht dann ganz im Vordergrund.

Auch die Probleme in der Schwangerschaft sind auf die verminderte Bildung von Progesteron zurückzuführen. Dabei ist zu bedenken, dass durch das Kind der Mutter zusätzlich Zink und Vitamin B6 entzogen werden.

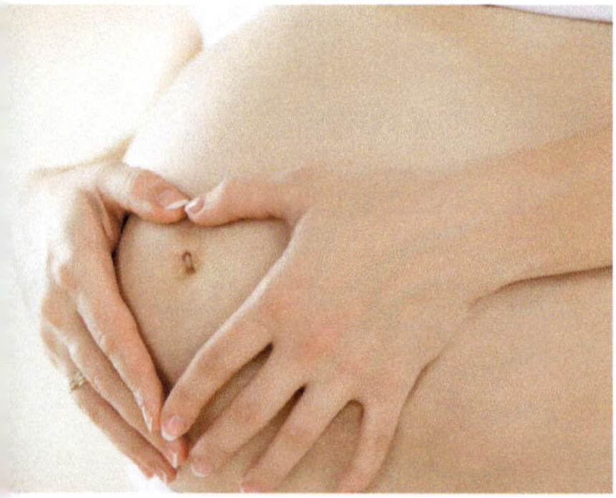

Frauen mit KPU brauchen nach dem Absetzen der „Pille" länger, bis sie schwanger werden.

Die Einnahme eines Ovulationshemmers zur Verhütung einer ungewollten Schwangerschaft hat ungünstige Auswirkungen bei Frauen mit Kryptopyrrolurie, da die „Pille“ den Zinkmangel verstärken kann. Frauen mit Kryptopyrrolurie, welche die „Pille“ eingenommen haben, brauchen nach dem Absetzen länger, bis sie schwanger werden, als Frauen, die andere Verhütungsmethoden eingesetzt haben. Die Benutzung einer Kupferspirale ist wegen der Aufnahme von Kupfer nicht empfehlenswert.

KPU und die Nebennieren

Kryptopyrrolurie führt zu Autoimmunprozessen. Auch die Nebennieren können betroffen sein. Dies ist glücklicherweise selten der Fall. Eine Zerstörung der Nebennierenrinde wird als Morbus Addison bezeichnet. Viel häufiger ist eine sogenannte „Nebennierenschwäche“ oder Nebennierendysfunktion. Dieser Terminus ist aber bisher in der konventionellen Medizin nicht gebräuchlich. Die englische Bezeichnung „adrenal fatigue“, also Ermüdung der Nebennieren, charakterisiert den Zustand am besten.

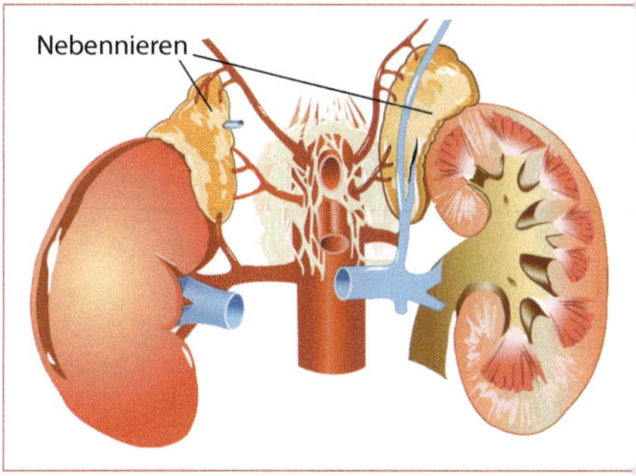

Die Nebennieren sind eigenständige Hormondrüsen oberhalb der Nieren.

Ein großes Problem stellt die Diagnostik der Nebennierenschwäche dar, weil alle konventionellen Tests erst auffällig werden, wenn bereits der größte Teil der Nebennieren funktionsuntüchtig geworden ist. Auch der ACTH-Test hilft im Allgemeinen nicht weiter. Durch die Gabe von ACTH werden die Nebennieren stimuliert und es wird vermehrt Kortisol ausgeschüttet. Am ehesten zeigt noch ein Kortisol-Tagesprofil im Speicheltest den Zustand der Nebennieren an. An einem Beispiel soll dies verdeutlicht werden:

Eine 30-jährige Patientin mit KPU, Mutter von zwei Kindern (Mädchen und Junge), leidet außerdem an einer Hashimoto-Thyreoiditis.

Die Schilddrüsenunterfunktion ist medikamentös ausgeglichen, die freien Schilddrüsenwerte liegen im oberen Normbereich, nachdem sie zusätzlich zum Thyroxin (T4) auch Trijodthyronin (T3) einnimmt. Die Patientin berichtet aber, dass keine Besserung ihres Befindens eingetreten sei. Auch ein natürliches Schilddrüsenhormonpräparat vom Schwein (Kombinationen von T3/T4 mit erhöhtem T3-Anteil) bringt keine Besserung. Das Kryptopyrrol ist mit 83 µg/dl stark erhöht.

Kortisol-Tagesprofil einer KPU-Patientin

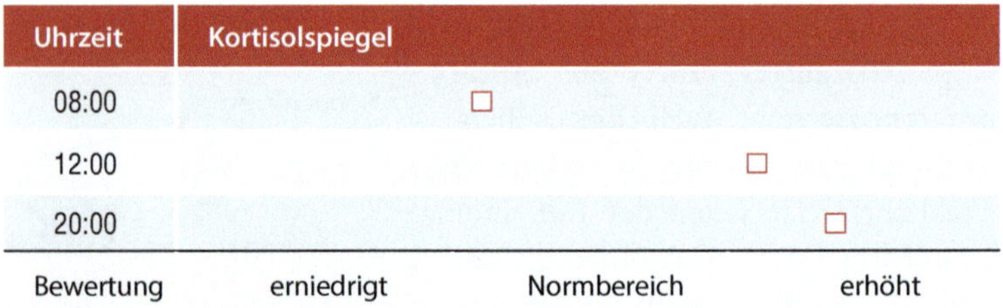

Eine Abklärung der Nebennierenfunktion mit dem ACTH-Test ergibt einen normalen Anstieg von Kortisol durch das ACTH bei normalem Ausgangswert. Autoantikörper gegen die Nebennieren waren nicht nachweisbar. Ein Kortisol-Tagesprofil im Speicheltest wird daraufhin durchgeführt und ergibt folgenden Befund:

Das obige Schaubild verdeutlicht, dass morgens der Kortisolspiegel im unteren Normbereich liegt, er aber durch die Stressbelastung im Laufe des Tages immer mehr ansteigt und abends dann den Normbereich nach oben verlässt.

Es ist zu erwarten, dass sich erst durch eine konsequente Mikronährstofftherapie das Befinden der Patientin bessert und die Leistungsfähigkeit wieder zunimmt, bevor es zu einer Erschöpfung der Nebennieren kommt. Charakteristisch ist, dass in der Frühphase der Kortisolspiegel erhöht ist und dieser in der Spätphase dann wieder absinkt.

Kortisol

Kortisol ist das wichtigste Antistresshormon. Gebildet wird es in den Nebennieren. Diese liegen wie zwei kleine Käppchen auf den Nieren auf. Jede Nebenniere besteht aus zwei Teilen. Der innere Bereich, das Mark, steuert das vegetative Nervensystem mit zwei Hormonen: Adrenalin und Noradrenalin. Der äußere Bereich, die Nebennierenrinde, bildet etwa 50 verschiedene Hormone, die drei Gruppen zugeordnet werden können:

- Glukokortikoide
- Mineralkortikoide
- Sexualhormone

Das wichtigste Glukokortikoid ist das Kortisol. Wenn seine Konzentration zu weit absinkt, dann ist der Körper nicht mehr in der Lage, mit Stress fertig zu werden. Kortisol entsteht aus Progesteron, das über Pregnenolon aus Cholesterin gebildet wird.

Regulierung des Kortisols

Die Nebennieren werden durch Hypothalamus und Hypophyse überwacht. ACTH wird in der Hypophyse gebildet und regt die Nebennieren zur Produktion von Kortisol an. Die Ausschüttung von Kortisol unterliegt einem zirkadianen Rhythmus, d. h. im Tagesverlauf werden unterschiedliche Mengen an Kortisol freigesetzt. Der höchste Wert wird um 8 Uhr morgens gemessen. Am niedrigsten ist der Messwert nachts zwischen 24 Uhr und 4 Uhr morgens.

Mögliche Auslöser einer Nebennierenschwäche

- Akute und chronische Infektionen
- Starke Schmerzzustände
- Exzessiver Sport
- Chronische Erschöpfung und Müdigkeit
- Depressionen, Ängste, Panik
- Chronische Verdauungsstörungen mit Malabsorption wie bei Glutenunverträglichkeit
- Operationen
- Nachtarbeit oder Schlafentzug
- Dauerstress und Überforderung

Chronische Stressbelastung führt zunächst zu einem Anstieg des Kortisols durch verstärkte Stimulation der Nebennieren über eine vermehrte Ausschüttung von ACTH aus der Hypophyse. Normalerweise besteht ein Rückkoppelungsmechanismus, der dazu führt, dass ein erhöhter Kortisolspiegel im Blut die weitere Ausschüttung von ACTH blockiert. Bei chronischer, hoher Stressbelastung wird allerdings dieser Mechanismus außer Kraft gesetzt, um das

Überleben des Individuums sicherzustellen. Das bedeutet, dass weiter große Mengen an Kortisol bereitgestellt werden, bis die Kortisolproduktion in den Nebennieren versiegt. Das ACTH bleibt weiter erhöht. Während der Kortisolspiegel morgens niedrig ist, steigt er bis zum Abend wieder an. Im weiteren Verlauf wird auch der normale Abendwert nicht mehr erreicht. Zu beachten ist, dass der Körper versucht, auf Kosten von Progesteron, DHEA (ein zu den männlichen Hormonen zählendes Hormon), Testosteron und Östrogen die Kortisolproduktion weiter aufrechtzuerhalten. Die Produktion dieser Hormone wird dadurch reduziert.

Welche Labortests sind geeignet?

Die Messung der freien Hormone im Speichel zeigt am besten den Zustand des Körpers. Bluttests sind nicht geeignet, da sie nicht empfindlich genug sind und weil auch der gebundene Anteil mitgemessen wird. Das Kortisol-Tagesprofil besteht aus mindestens drei bis maximal fünf Messungen am Tag.

Symptome der Nebennierenschwäche

- Zunächst schlanke Figur, dann Gewichtszunahme um die Taille
- Infektanfälligkeit und die Tendenz, dass Infekte länger als sonst andauern
- Verminderte Libido
- Verminderte Energie nachmittags gegen 14 Uhr und 16 Uhr
- Lust auf Salziges, Fettes und Eiweißreiches
- Rückenschmerzen
- Schwierigkeiten, morgens aufzustehen
- Leichte Unterzuckerung
- Niedrige Körpertemperatur und Kälteintoleranz
- Schlechtes Kurzzeitgedächtnis

Weitere Zeichen sind:

- Dunkle Ringe um die Augen
- Blasses Gesicht
- Dünne und strähnige Haare

- Spröde Nägel
- Dünne und trockene Haut
- Bindegewebsschwäche
- Kopfschmerzen
- Häufiges Schwitzen
- Überschießende Reaktionsfähigkeit
- Gutes Einfühlungsvermögen
- Ernste Stimmungslage
- Depression und Ängste
- Auch nach langem Nachtschlaf noch müde
- Keine sportliche Ausdauer
- Fibromyalgie (starke Muskelschmerzen an Sehnenansätzen, hauptsächlich am Oberkörper)
- Niedriger Blutdruck
- Herzklopfen
- Verdauungsstörungen
- Menstruationsstörungen
- Kaliumwerte im oberen Normbereich
- Niedrige Natriumwerte
- MCV (mittleres Zellvolumen der roten Blutkörperchen) erhöht
- Thrombozyten (Blutplättchen) unter 200 Gpt/l

Wie kann eine Nebennierenschwäche wieder rückgängig gemacht werden?

Zusammenfassend kann man sagen, dass es sich bei Patienten mit Kryptopyrrolurie eher um eine Nebennierenschwäche handelt als um eine Nebenniereninsuffizienz. Es liegt also eine funktionelle Störung vor und keine autoimmune Zerstörung der Nebennieren, sodass durch eine entsprechende Behandlung eine Besserung zu erwarten ist. Lesen Sie dazu mehr im Kapitel „Therapie und Ausleitung" ab Seite 154.

KPU und Zähne

Menschen mit KPU haben schlechte Zähne. Sie leiden an Karies und Parodontitis. Es ist die schlechte Immunabwehr, die dafür verantwortlich ist. Der Speichel wirkt normalerweise antibakteriell und begrenzt dadurch das Bakterienwachstum. Was ist zu tun?

Es ist mehr Zahnhygiene erforderlich. Ich empfehle eine elektrische Zahnbürste und Zahnseide. Die elektrische Zahnbürste reinigt die Zähne viel gründlicher als eine konventionelle Zahnbürste. Die zwei Minuten, solange dauert die Reinigung nämlich, sind wichtig und gut angelegte Zeit. Am Anfang ist die elektrische Zahnbürste etwas gewöhnungsbedürftig, aber dann gibt es keine Probleme mehr. Die Zahnseide wird für die Zahnzwischenräume benötigt. Die Anwendung reicht einmal am Tag.

Mindestens einmal im Jahr sollte eine professionelle Zahnreinigung beim Zahnarzt durchgeführt werden. Das ist noch keine Kassenleistung, aber sehr wichtig. Dabei werden Auflagerungen auf den Zähnen, wie z.B. Zahnstein entfernt. Dort schlummern nämlich die Bakterien. Gleichzeitig kann der Zahnarzt den Zustand Ihrer Zähne überprüfen und Schäden behandeln.

Wenn Ihre Zähne in einem schlechten Zustand sind und der Zahnarzt meint, Sie sollten Antibiotika einnehmen, dann lehnen Sie dies freundlich ab. Diese Antibiotika beseitigen nämlich die Karies-Bakterien nicht, bringen aber Ihre gute Bakterienflora – also Ihr Mikrobiom – schwer durcheinander. Die Folgen stehen in keinem Verhältnis zur Verbesserung Ihrer Zahngesundheit.

Durch die Einnahme von Zink und Mangan verbessern Sie Ihre Immunabwehr. Das sekretorische Immunglobulin A wird nun vermehrt gebildet und schützt dann auch Ihre Zähne. Sie werden es merken und Ihr Zahnarzt auch, denn es gibt immer seltener etwas an den Zähnen zu tun.

KPU und Medikamenten-unverträglichkeit

Patienten mit Kryptopyrrolurie reagieren oft auf die Einnahme von Medikamenten mit starken Nebenwirkungen. Erfahrungsgemäß müssen Medikamente auf weniger als die Hälfte der empfohlenen Dosis, ja sogar manchmal bis auf ein Viertel reduziert werden. Warum ist das so? Auch hier spielt der Mangel an Mikronährstoffen die entscheidende Rolle. Das Fehlen von Zink und Mangan macht sich bemerkbar. Die Verstoffwechslung von Medikamenten erfolgt hauptsächlich in der Leber. Sie erfolgt in zwei Stufen:

Phase 1: Etwa 50 Enzyme des Zytochrom-P-450-Systems bauen durch Neutralisation, Oxidation, Reduktion oder Hydrolyse schwer lösliche Verbindungen ab.

Phase 2: Zum Teil toxische Zwischenprodukte werden mit verschiedenen kleinen Molekülen verbunden, um deren Wasserlöslichkeit zu erhöhen. Damit können sie über die Niere oder die Galle ausgeschieden werden. Dafür existieren sechs verschiedene Möglichkeiten, nämlich:

1. Methylierung (Übertragung von Methylgruppen)
2. Acetylierung (Übertragung von Essigsäureeinheiten)
3. Sulfatierung (Übertragung von Sulfat)
4. Glukuronidierung (Übertragung von Zuckerstoffen)
5. Verbindung mit Aminosäuren (Glycin, Taurin, Glutamin, Arginin, Ornithin)
6. Verbindung mit Glutathion (besteht aus drei Aminosäuren)

Im Verlauf der Phase-1-Entgiftung kommt es durch den Energieverbrauch, aber auch durch das eingesetzte Glutathion in Phase 2 zur erhöhten Belastung mit sogenannten freien Radikalen oder anderen hochaktiven Sauerstoffverbindungen.

Die Enzyme der Zytochrom-P-450-Familie werden durch über 50 Gene kodiert, das erste wurde bereits 1961 entdeckt. In der Leber sind die Zytochrome 1 bis 3 aktiv. Zytochrome bestehen aus Häm-Bausteinen, deren Aufbau bei Patienten mit Kryptopyrrolurie gestört ist.

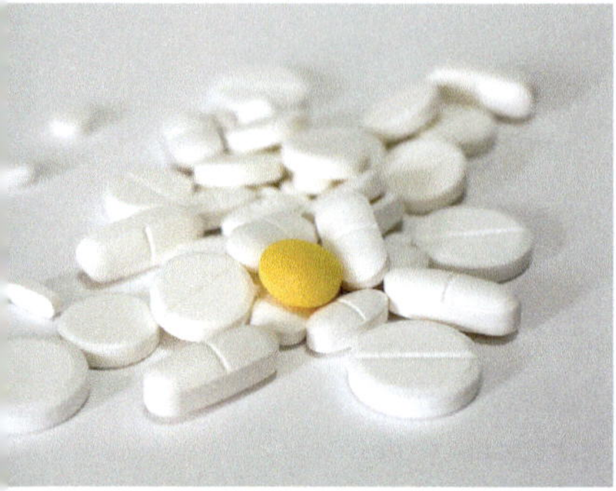

KPU-Betroffene reagieren bei Medikamenteneinnahme oft mit starken Nebenwirkungen.

Bei der Entgiftung werden Enzyme benötigt, die zink- und manganabhängig sind. Ein Mangel an diesen Mikronährstoffen hemmt ihre Wirksamkeit. Zwei Beispiele sollen hier genannt werden:

- Zink-Superoxiddismutase und Mangan-Superoxiddismutase
- Metallothioneine

Die Zink-Superoxiddismutase, die sich im Zytoplasma der Zelle befindet, entgiftet Superoxidanionen, wobei Wasserstoffperoxid entsteht. Sie ist das wichtigste endogene, antioxidativ wirkende Enzym, das im Organismus vorkommt. Die Mangan-Superoxiddismutase ist in den Mitochondrien lokalisiert. Wasserstoffperoxid wird schließlich durch die Glutathionperoxidase zu Wasser reduziert.

Metallothioneine sind reich an Cystein und kommen in allen Zellen vor. Sie binden Schwermetalle und regeln den Zinkhaushalt.

Es ist deshalb verständlich, dass ein Mangel an Mikronährstoffen wie Zink und Mangan dieses komplexe Entgiftungssystem nachhaltig stört: Dadurch wird der Abbau von Medikamenten verzögert und die Nebenwirkungen der eingenommenen Medikamente nehmen zu.

KPU und Muskel- und Gelenkschmerzen

Menschen mit Kryptopyrrolurie leiden häufig an Muskel- und Gelenkschmerzen. Eine 38-jährige Patientin berichtet:

„Das Gehen wird immer beschwerlicher. Ich lasse mir inzwischen sehr viel Zeit, um zu meiner Physiotherapeutin zu gehen. Ich bleibe alle 200–300 Meter stehen, ruhe mich etwas aus und gehe dann weiter. Vor Jahren habe ich viel getanzt, es hat mir so viel Freude gemacht, aber ich kann es nicht mehr, weil mir schon nach kurzer Zeit alles weh tut. Am letzten Wochenende wollte ich es noch einmal versuchen und bin mit meinem Mann zum Tanzen gegangen. Schon nach drei Minuten war alles zu Ende. Es ging nichts mehr. Ich habe danach einen ganzen Tag gebraucht, um mich einigermaßen wieder zu erholen.

Mein Mann meint, ich hätte einen komischen Gang bekommen. Er sagt, ich hätte einen Watschelgang. Es stimmt, ich schwanke etwas beim Gehen. Die Schmerzen lassen sich nicht genau lokalisieren. Der Orthopäde weiß auch nicht recht, was mir fehlt. Massagen vertrage ich schlecht. Die Therapeutin bewegt meine Arme und Beine durch. Ich meine, es tut mir gut, aber eigentlich ist nichts Entscheidendes bisher passiert. Das Liegen und Drehen in der Nacht ist auch sehr beschwerlich und schmerzhaft. Ich war früher so sportlich. Auf Empfehlung meiner Therapeutin habe ich mit Yoga an der Volkshochschule begonnen. Es sind einige ältere Leute im Kurs. Die sind erstaunlich gelenkig. Ich begreife nicht, dass ich eigentlich nicht mal das mehr machen kann. Ich komme mir so entsetzlich alt vor.“ Sie weint.

Zink und Mangan sind bei Patienten mit Kryptopyrrolurie vermindert. Außerdem fehlt Vitamin B6. Alle drei Substanzen sind für einen effektiven Aufbau von Knorpelsubstanzen notwendig.

Allerdings ist der Manganmangel von entscheidender Bedeutung. Skelett- und Bindegewebsaufbau sind durch den Manganmangel gestört. Die Glykosaminoglykan-Biosynthese ist vermindert, der Knorpelaufbau beeinträchtigt. Auch die Mangan-Superoxiddismutase ist in ihrer Aktivität vermindert. Weitere manganabhängige Enzyme sind z.B. die Glykosyltransferasen. Das bedeutet, dass Knorpel und Bindegewebe nicht ausreichend belastbar sind und schnell überfordert werden. Vitamin B6 ist für die Kollagenbiosynthese erforderlich. Außerdem hat Vitamin B6 einen antiphlogistischen, also schmerzlindernden und entzündungshemmenden Effekt. Erstaunlich ist, dass Patienten durch eine entsprechende

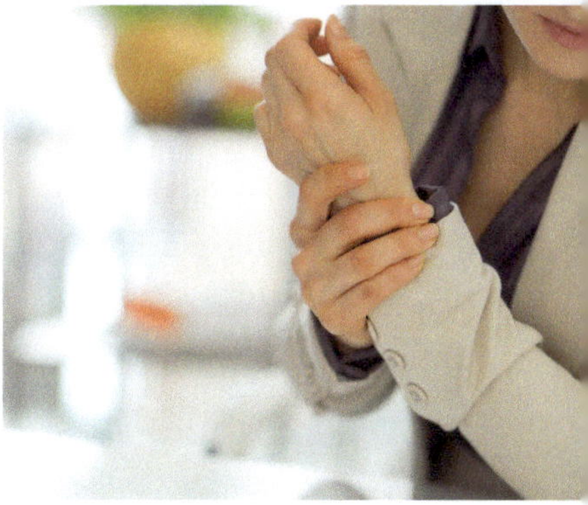

KPU-Betroffene leiden häufig an Gelenkschmerzen.

Therapie mit Mikronährstoffen schon nach wenigen Wochen eine deutliche Verminderung ihrer Beschwerden erreichen können.

Die Überstreckbarkeit der Gelenke in jungen Jahren, die dazu führt, dass diese Menschen z.B. im Ballett, Kunstschwimmen oder Turnen überdurchschnittlich gute Leistungen erzielen, führt später dazu, dass eine vermehrte Steifigkeit und Schmerzhaftigkeit der Gelenke eintritt. Eine Beckeninstabilität nach Schwangerschaften tritt gehäuft auf. Auch Knieschmerzen sind häufig.

KPU und Psyche

Menschen mit Kryptopyrrolurie können psychische Auffälligkeiten aufweisen. Am häufigsten sind Depressionen, Angststörungen und Panikattacken.

Bericht einer 35-jährigen Patientin: „Als Kind war ich eigentlich immer sehr verträumt. In der Schule galt ich als faul. Nicht dumm, aber faul. Ich saß oft traurig herum, und der Tag lief so an mir vorbei. Ich war oft krank und irgendwie gehörte das eben zu meinem Leben. Ich war immer blass im Gesicht und ziemlich dünn. Damals begann es mit den Panikattacken, besonders stark bei schlechter Luft und in Verbindung mit geringen Mengen an Alkohol. Ich hatte Angst, dass ich die Kontrolle über mein Leben verlieren könnte.

Zeitweise hatte ich die Vorstellung, dass ich mich umbringen müsste. Oft haben deshalb Freunde auf mich aufgepasst. Mir war auch innerlich immer so kalt, alles war wie abgestorben. Unter Stress bekam ich oft ein Pfeifen im Ohr und Schwindel. Ich bekam Tabletten gegen Depressionen, das Leben war dann etwas leichter, aber irgendwann habe ich sie wieder abgesetzt. Ich war zweimal mehrere Wochen in verschiedenen psychosomatischen Kliniken, aber eigentlich hat sich auch danach nicht viel geändert. Ich war so vergesslich und bei der Arbeit schon nach kurzer Zeit so müde. Oft habe ich stark gezittert, sodass ich große Mengen an Baldrian eingenommen habe. Meist konnte ich nur halbtags arbeiten, deshalb war auch ständig das Geld knapp. Freundschaften haben nie lange gehalten. Ich konnte ja meist nicht ausgehen und war ständig müde, hatte eigentlich zu nichts Lust. Wer hält es mit so einer Frau lange aus? Im Moment nehme ich noch ganz wenig vom Antidepressivum ein, ich getraue mich nicht, es ganz abzusetzen.

Nun nehme ich schon seit sechs Monaten meine Vitamine, Mangan und Zink ein. Im Oktober musste ich vier Wochen lang als Urlaubsvertretung täglich acht Stunden arbeiten. Ich hatte große Sorge, dass ich das nicht schaffen könnte. Aber die Chefsekretärin hat mich gelobt und mir gesagt, ich sei sehr gut gewesen. Ich schöpfe wieder Hoffnung."

Carl C. Pfeiffer beschreibt den Patienten mit KPU an zwei Beispielen. Für ihn sind *Emily Dickinson*, die Dichterin, und *Charles Darwin*, der Entdecker und Philosoph, typische Beispiele für Menschen, die an Kryptopyrrolurie litten. Beide zeichnen sich durch große Originalität aus und litten an körperlichen und psychischen Symptomen von Kryptopyrrolurie. Beide entschlossen sich etwa im Alter von 30 Jahren für ein freiwilliges Exil, um Belastungen von außen zu vermeiden. Jede Veränderung im Alltag führte zu einer Verstärkung der körperlichen Symptome wie Zittern, Herzrasen, Schlaflosigkeit, Übelkeit oder Erbrechen. Nur durch den Rückzug vom Leben war es ihnen möglich, weiterhin schriftstellerisch tätig zu sein. *Pfeiffer* fand, dass seine originellsten psychiatrischen Patienten an Kryptopyrrolurie litten. Er berichtet, dass seine Patienten mit Kryptopyrrolurie an folgenden Störungen litten: Lernschwierigkeiten, geistige Retardierung, Autismus, verzögerte Pubertät, Halluzinationen, Depression und Kriminalität. Auslöser waren erste Liebesbeziehungen, Verlassen des Elternhauses, das Leben im Studentenwohnheim oder der Wehrdienst. *Pfeiffer* berichtet weiter, dass bei stationär behandelten Schizophrenie-Patienten bei 30 % eine Kryptopyrrolurie gefunden wurde.

Psychosen treten recht selten auf. Die körperlichen Symptome überwiegen bei Weitem. Kryptopyrrolurie ist keine psychische Krankheit.

Wie lassen sich psychische Erkrankungen erklären?

In unserem Gehirn laufen komplexe chemische Vorgänge ab. Unser Gehirn ist eine „große chemische Fabrik". Nerven tauschen Signale aus durch Botenstoffe, sogenannte Neurotransmitter. Solche Stoffe sind z. B. Dopamin oder Serotonin. Zur Herstellung solcher Botenstoffe sind einerseits Vitamine notwendig wie Vitamin B6, aber auch Mineralstoffe wie Zink oder Aminosäuren. Wichtig zu wissen ist auch, dass diese Botenstoffe wieder rasch abgebaut werden müssen, damit die Nervenzelle wieder erneut reagieren kann. Monoaminoxidase (MAO) baut z. B. Dopamin wieder ab. Patienten mit Zinkmangel haben oft erhöhte Kupferspiegel, wodurch MAO aktiviert wird und dadurch Dopamin schneller abgebaut wird. Der Patient fängt dann plötzlich an zu zittern. Auch die Höhe des Serotoninspiegels fällt ab, der Patient wird depressiv. Patienten mit psychiatrischen Erkrankungen weisen oft überhöhte Kupferspiegel auf. Obwohl Kryptopyrrolurie bei Frauen häufiger vorkommt als bei Männern, scheinen psychische Störungen bei Männern mit Kryptopyrrolurie häufiger als bei Frauen zu sein.

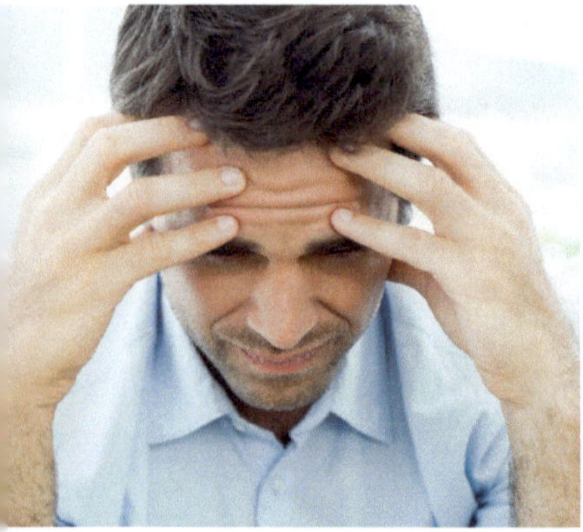

KPU-Betroffene sind aufgrund der Störung des auditiven Kurzzeitgedächtnisses stressempfindlich.

Hannes Kapuste hat interessante Beobachtungen an Patienten mit Kryptopyrrolurie veröffentlicht. Er hat festgestellt, dass diese Patienten wegen einer Störung des auditiven Kurzzeitgedächtnisses zu einer defektbedingten Sonderbegabung prädestiniert sind. Die Patienten können sich von dem, was sie hören, nur das merken, was sie auch wirklich verstanden haben. Sie haben ein schlechtes (akustisches) Namensgedächtnis. Dies ist natürlich störend bei der Kommunikation mit anderen Menschen. Sie verlegen häufig Gebrauchsgegenstände. Sie sind also ständig am Suchen. Besonders häufig ist, dass sie sich nicht an ihre Träume erinnern können. Bemerkenswert ist auch die Art von Zwischenfragen beim Zuhören. Am Ende einer Spanne von etwa 10 Sekunden klären sie, was sie nicht verstanden haben. Danach wird nachgefragt. Glücklicherweise sind sie in der Lage, eine besondere Gedächtnisstruktur aufzubauen. Alles hängt an einem sogenannten roten Faden. Für Außenstehende kann dies den Eindruck einer Hochbegabung hervorrufen. Patienten mit Kryptopyrrolurie sind normalerweise nicht in der Lage, sich reine Fakten zu merken. Die zwischenmenschliche Kommunikation ist ihnen wichtig.

Kapuste ist der Meinung, dass die Kehrseite dieser besonderen Begabung in einer typischen Stressunverträglichkeit liegt. „Dabei kann es passieren, dass der Versuch, eine Unordnung aufzuräumen, wegen der dauernden Kurzzeitgedächtnisfehler bei der Übernahme der Gegenwartsinformation aus dem Ultrakurzzeitgedächtnis (so nennt man die Gegenwartsspanne von 10 Sekunden auch) nicht gelingt und sogar zur Vermehrung der Unordnung führt. Bei Anblick des so entstandenen Chaos neigen geschulte Psychiater dazu, eine schizophrene Psychose zu diagnostizieren. Da Menschen mit Kryptopyrrolurie unter Stress tatsächlich mit großen Ängsten verbundene Zustände erleben können, kann das zur Einlieferung in eine psychiatrische Anstalt führen." Eine medikamentöse Therapie mit Neuroleptika schadet diesen Patienten mehr als sie nützt. Diese Menschen passen nicht in traditionelle Kategorien.

Eleonore Prochazka schreibt: „Pyrroliker sind nicht belastbar, alles ist zu viel, sie sind träge, phlegmatisch, chaotisch, hektisch oder haben Angst, Panik, Depressionen, Suizidgedanken, Halluzinationen, Unwirklichkeitsgefühl, Wahrnehmungsstörungen und Retardierungen. Solche Kinder sind in Sonderschulen trotz meistens hoher Intelligenz."

William Walsh vom Pfeiffer Treatment Center in Napperville/Illinois hat berichtet, dass psychische Erkrankungen bevorzugt auftreten bei Männern mit einer hohen Ausscheidung von Kryptopyrrol. Depressionen stehen dann ganz im Vordergrund. Er hat 2003 die Zahlenangaben von *Carl Pfeiffer* über die Häufigkeit von psychischen Erkrankungen, bei denen erhöhte Kryptopyrrolwerte im Urin nachgewiesen wurden, bestätigt.

Kryptopyrrolurie ist eine Erkrankung des ganzen Körpers. Somit wird auch die Psyche nicht verschont. Dies erkennen die Betroffenen. Sie reagieren bestürzt, wenn ihre Beschwerden rein psychisch klassifiziert werden. Eine Behandlung ausschließlich mit Psychopharmaka ist nicht ausreichend und nicht geeignet, eine Gesundung des Patienten zu erreichen. Sie muss nach dem Stand der heutigen Forschung als unzureichend eingestuft werden. Eine psychotherapeutische Behandlung ist zwar in der Lage, eine Stabilisierung zu erreichen, sie ist allerdings nicht in der Lage, den Heilungsprozess des Patienten weiter voranzubringen. Eine klassische Psychoanalyse ist nicht hilfreich. Die „Schuld" für die Erkrankung in der eigenen Psyche zu suchen, ist weder weiterführend noch wird es den eigentlichen Krankheitsursachen gerecht. Falls Sie dennoch eine Psychotherapie beginnen wollen, informieren Sie bitte den Therapeuten über die Erkrankung, damit die Symptome nicht fälschlich auf psychische Ursachen zurückgeführt werden. Das Gespräch mit Freunden und Familienangehörigen erleichtert es dem Patienten, aber auch seinen Mitmenschen, mit der Krankheitssituation besser umzugehen.

Manchmal ist es schwierig, dass man als Betroffener nicht nur seine Krankheit ertragen muss, sondern sich auch noch gegenüber seinen Mitmenschen rechtfertigen muss. Es geht allen Betroffenen so.

KPU und das Schriftbild

Was Sie auf der nächsten Seite sehen, sind keine schriftlichen Notizen, sondern es handelt sich um eine Klassenarbeit. Das Mädchen ist 14 Jahre alt und leidet an der Stoffwechselstörung KPU. Bei den Eltern besteht Ratlosigkeit über die Entwicklung des Schriftbildes der Tochter in den letzten Monaten. Die Lehrerin ist empört und sieht darin eine pubertäre Entgleisung. Sie droht mit Konsequenzen, wenn sich keine Besserung der Schriftqualität einstellen sollte.

Das Schriftbild ist ganz typisch für die Störung der Gedächtnisleistung bei Kryptopyrrolurie – betroffen ist das Ultrakurzzeitgedächtnis. Also muss der Gedanke beim Schreiben möglichst rasch zu Papier gebracht werden, ohne Rücksicht auf die Qualität der Schrift, weil er sonst wieder vergessen wird. Bei einer Klassenarbeit reicht dann die Zeit nicht mehr aus, eine Reinschrift vorzulegen. Um die Gedanken nicht wieder zu verlieren, werden sie trotzdem aufgeschrieben, auch wenn sie später nicht mehr gebraucht werden. Worte oder Sätze werden dann einfach wieder weggestrichen.

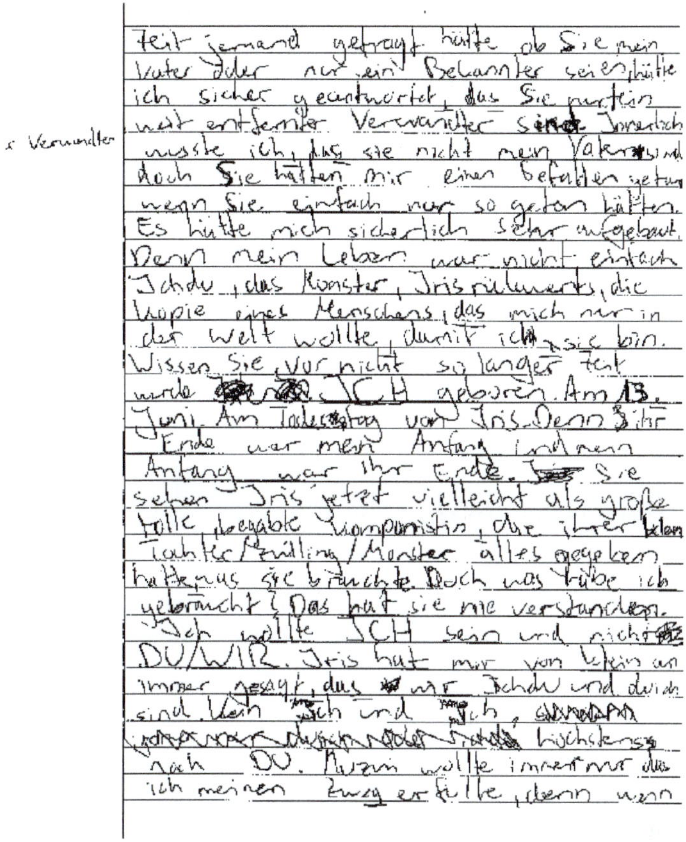

r Verwandter

Zeit jemand gefragt hätte ob Sie mein
Vater oder nur ein Bekannter seien, hätte
ich sicher geantwortet, das Sie nur ein
weit entfernter Verwandter sind. Innerlich
wusste ich, das sie nicht mein Vater sind
doch Sie hätten mir einen gefallen getan
wenn Sie einfach nur so getan hätten.
Es hätte mich sicherlich sehr aufgebaut.
Denn mein Leben war nicht einfach
Ichdu, das Monster, Iris rückwerts, die
Kopie eines Menschens, das mich nur in
der Welt wollte, damit ich sie bin.
Wissen Sie, vor nicht so langer Zeit
wurde ICH geboren. Am 13.
Juni. Am Todestag von Iris. Denn ihr
Ende war mein Anfang und mein
Anfang war ihr Ende. Sie
sehen Iris jetzt vielleicht als große
tolle begabte Komponistin, die ihrer klein
Tochter/Zwilling/Monster alles gegeben
hatte, was sie brauchte. Doch was habe ich
gebraucht? Das hat sie nie verstanden.
Ich wollte ICH sein und nicht
DU/WIR. Iris hat mir von klein an
immer gesagt, das wir Ichdu und dich
sind. Kein Ich und Ich,
höchstens
nach DU. Darum wollte immer nur das
ich meinen Zweg erfülle, denn wenn

Häufig verschlechtert sich bei KPU-Betroffenen das Schriftbild aufgrund einer Störung des Ultrakurzzeitgedächtnisses.

Die Größe der Buchstaben ist sehr unterschiedlich, die Abstände der Worte zueinander unregelmäßig. Man erkennt den Gedankenfluss und wie er wieder ins Stocken gerät. Vieles muss von der Verfasserin korrigiert werden, weil sie Fehler erkennt. Die Korrektur findet nicht bereits im Gehirn statt, sondern erst später auf dem Papier. Das ist natürlich sehr umständlich und zeitraubend. Bei diesen Menschen sind deshalb die Erfolgsaussichten weniger gut. Die schulischen Leistungen können so nicht besonders gut sein, höchstens mittelmäßig, und sind mit großen Anstrengungen und einem erhöhten Zeitaufwand verbunden. Alles ist umständlicher.

Die Schrift weist keine charakteristischen Merkmale auf. Sie ist austauschbar und beliebig. Der Zeitdruck ist für ihr Aussehen verantwortlich. Wahrscheinlich gibt es auch inhaltliche Besonderheiten, auf die nicht weiter eingegangen werden soll.

Wichtig erscheint mir, dass Lehrer erkennen, dass es sich bei dieser Schülerin nicht um eine Entwicklung im Rahmen der Pubertät handelt, sondern dass eine Störung des Stoffwechsels vorliegt, die behandelt werden muss.

Die Schülerin ist nicht in der Lage, von sich aus ein besseres Schriftbild zu entwickeln. Wenn sie stärker darauf achten würde, ginge es auf Kosten des Inhalts, weil der Gedankenfluss dadurch ständig unterbrochen würde.

Kinder mit KPU

Auch Kinder erkranken an Kryptopyrrolurie. Vor allem dann, wenn die Eltern an dieser Erkrankung leiden. Hier die Symptome:

- Häufige Infektionen der oberen Luftwege, Mittelohrentzündungen
- Allergien (Heuschnupfen, Nahrungsmittel)
- Hyperaktivität
- Kopfschmerzen
- Blutarmut, Blässe im Gesicht
- Schlechtes Gebiss
- Bauchschmerzen, Blähungen
- Knochenschmerzen
- Lernstörungen, Konzentrationsstörungen
- Niedriges Selbstwertgefühl
- Verhaltensauffälligkeiten
- Weinen, Traurigkeit
- Müdigkeit, Trägheit
- Weltschmerz
- Aggression
- Stereotype Bewegungen

Verlauf bei einer ADHS-Patientin

Bei der jetzt 21-jährigen Frau wurde mit 14 Jahren von einer auf ADHS (Aufmerksamkeitsdefizit-Hyperaktivitätssyndrom) spezialisierten Therapeutin folgende Diagnose gestellt:

Ausgeprägtes Aufmerksamkeitsdefizit, Hyperaktivitätsstörung des Mischtyps bei erheblicher Bewegungskoordinationsstörung, gestörte auditive Wahrnehmungsdifferenzierung und schwerste depressiv anmutende Verstimmung mit vorübergehenden Suizidwünschen bei zunehmender Soziophobie. Aus den Vorbefunden geht hervor, dass bereits sechs Wochen nach der Geburt ein schuppendes Ekzem auftrat und zum gleichen Zeitpunkt von den Eltern eine Muskelschlaffheit festgestellt wurde, weshalb mit regelmäßiger Krankengymnastik begonnen wurde. Nach sechs Monaten trat in einer Klinik nach dem Füttern eines Kinderbreies ein anaphylaktischer Schock mit kurzzeitigem Atemstillstand auf. Allergien gegen multiple Nahrungsmittel wurden festgestellt. Weitere Untersuchungen ergaben, dass im Blut des Kindes kein Immunglobulin A feststellbar war. Auffällig ist ein Wechsel von Lustlosigkeit und Aggressivität. Die Ernährung ist sehr kompliziert, da viele Nahrungsmittel nicht vertragen werden. Ab dem Alter von vier Jahren wurden mehrfach Mineralstoffuntersuchungen im Blut vorgenommen.

Immer bestand ein ausgeprägter Zinkmangel, der Kupferspiegel war stark erhöht. Kalium war stark erniedrigt, Natrium erhöht, ebenso der Kalziumspiegel. Die motorische Entwicklung war verzögert. Bis heute ist die Feinmotorik eingeschränkt. Auch die Sprachentwicklung war verzögert. Das Mädchen fing erst im Alter von drei Jahren zu sprechen an. Auch heute noch ist die Sprache unter Stress eher stockend. Man hat den Eindruck, sie sucht ständig nach Worten und findet sie nicht. Über Jahre hat sie Methylphenidat eingenommen. Vor 2 ½ Jahren beendete sie die Schule mit einem Realschulabschluss. Die Stimmungslage ist sehr schwankend, meist aber depressiv. In der Gruppe unterbricht sie häufig das laufende Gespräch. Sie wiederholt dann meist nur das bereits gesagte, ohne ein neues Argument in die Diskussion zu bringen. Sie wirkt oberflächlich.

In Verbindung mit der latent vorhandenen Aggression entsteht in den Zuhörern auch Aggression oder sie wenden sich enttäuscht ab. Sie hat auch aus diesem Grund wenig Kontakt zu Mitmenschen. Sie besitzt kein Kurzzeitgedächtnis und kein Zeitgefühl. Auch heute fällt eine gummiartige Flexibilität der Gelenke auf. Besonders beweglich sind die Großzehen.

Die Ausscheidung von Kryptopyrrol bei der Patientin war deutlich erhöht, gleichzeitig bestand eine Schilddrüsenunterfunktion. Schilddrüsenantikörper waren allerdings nicht nachweisbar.

Aufmerksamkeitsdefizitsyndrom (ADS)/ Aufmerksamkeitsdefizit-Hyperaktivitätssyndrom (ADHS)

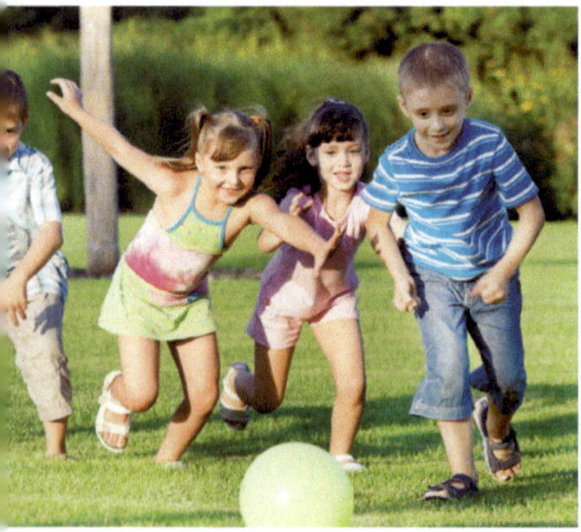

Viele Kinder mit ADS/ADHS werden positiv auf Kryptopyrrol im Urin getestet.

Diese Kinder haben Probleme im sozialen und im schulischen Bereich. Es sind mehr Jungen als Mädchen betroffen. Heute geht man davon aus, dass ein Mangel des Botenstoffes Dopamin im Gehirn dieser Kinder für die Erkrankung verantwortlich ist. Ein häufig verwendetes Medikament, nämlich Methylphenidat, welches die Freisetzung von Dopamin stimuliert, kann die Beschwerden bessern.

Werden Kinder mit nachgewiesenem ADS/ ADHS auf Kryptopyrrol im Urin untersucht, dann sind mindestens 30 % der Kinder positiv, wenn man den Normbereich, der für Erwachsene gilt, zugrunde legt. Viele Symptome bei beiden Erkrankungen stimmen überein. Man muss davon ausgehen, dass nicht nur ein Botenstoff im Gehirn, sondern auch andere Botenstoffe wie Serotonin, Adrenalin und Noradrenalin oder Glutamat betroffen sind und deshalb unterschiedlich ausgeprägte Krankeitsbilder entstehen. Auf weitere Defizite wie Lithiummangel oder einen Mangel an Omega-3-Fettsäuren soll hier nicht weiter eingegangen werden.

Dopamin

Die Katecholamine Dopamin, Noradrenalin und Adrenalin werden aus den Aminosäuren Phenylalanin oder aus Tyrosin gebildet. Kofaktoren sind vor allem Vitamin B6, aber auch Vitamin C, Kupfer, Eisen und Folsäure.

Dopamin ist die Vorstufe von Noradrenalin und Adrenalin und gleichzeitig selbst ein wichtiger Botenstoff. Dopamin steuert Motorik, Koordination, Konzentration und Motivation.

Der Anstieg von Noradrenalin steht am Beginn eines akuten Stressereignisses und aktiviert die Stresshormonachse. Noradrenalin steigert den Blutdruck, ohne den Puls zu erhöhen. Noradrenalin fördert Aufmerksamkeit und Motivation.

Adrenalin steigert die Pulsfrequenz und den Blutdruck. Adrenalin sorgt für die Bereitstellung von Energie, insbesondere Glukose. Die Zunahme der Atemfrequenz verbessert die Sauerstoffaufnahme.

Serotonin

Gut untersucht ist der Stoffwechsel des Serotonins. Es wird gebildet aus Tryptophan. Es handelt sich um eine essenzielle, also vom menschlichen Körper nicht synthetisierbare Aminosäure, die mit der Nahrung aufgenommen werden muss. Sie kommt vor allem in Nüssen vor, 100 g Cashewnüsse enthalten 450 mg. Über die Zwischenstufe 5-Hydroxytryptophan entsteht 5-Hydroxytryptamin oder Serotonin. Diese Umwandlung ist aber davon abhängig, ob genügend Vitamin B6 und Zink vorhanden sind. Ein Mangel dieser beiden Stoffe führt zu einem Mangel an Serotonin. Aus Serotonin wird dann bei Dunkelheit das Schlafhormon Melatonin gebildet, das für den physiologischen Schlaf erforderlich ist und um 2 Uhr morgens die höchste Konzentration im Körper aufweist.

Serotonin ist ein Botenstoff, der im Hirnstamm lebenswichtige Funktionen steuert:

- Aufmerksamkeit
- Konzentration

- Gedächtnis, vor allem für abstrakte, nicht logisch herleitbare Begriffe
- Schmerzempfinden
- Stimmungslage
- Koordination und Feinmotorik
- Appetit und Essverhalten

Ich gehe davon aus, dass ein Mangel an Zink und Vitamin B6 im Gehirn, verursacht durch Kryptopyrrolurie, zu ganz erheblichen Störungen des Gehirnstoffwechsels führen muss. Bevor Kinder Psychopharmaka erhalten, sollte unbedingt eine Kryptopyrrolurie ausgeschlossen und ein Nährstoffdefizit ausgeglichen werden.

Glutamat und GABA

Glutamat ist der wichtigste erregende Botenstoff im Gehirn. Es spielt eine große Rolle bei der Übertragung von Sinneswahrnehmungen, bei Lernvorgängen und beim Gedächtnis. Glutamat unterdrückt das Sättigungsempfinden, im Überschuss schädigt es das Gehirn.

Glutamat kommt aus dem Citratzyklus und entsteht aus alpha-Ketoglutarat. Dieser Reaktionsweg stellt eigentlich eine Entgiftung dar, weil Ammoniak gebunden wird. Glutamat kann auch aus Glutamin gebildet werden. Es ist ebenfalls eine Aminosäure. Sie gelangt problemlos durch die Blut-Hirn-Schranke. Aus Glutamat entsteht GABA, der wichtigste dämpfende Botenstoff.

KPU und die auditive Wahrnehmungsstörung

Menschen, die an Kryptopyrrolurie leiden, haben häufig eine Störung des auditiven Gedächtnisses; dies betrifft vor allem das Kurzzeitgedächtnis. Als auditive Wahrnehmung bezeichnet man die Sinneswahrnehmung von Schall durch Lebewesen. Diese Menschen können nur das behalten, was sie verstehen und was sie interessiert. Alle anderen Informationen, die über das Gehör das Gehirn erreichen, werden nicht abgespeichert und sofort wieder vergessen. Dies schafft große Probleme im Unterricht, in der Schule oder im Studium. In der Freizeit ist charakteristisch, dass diese Menschen lebhaft an Gesprächen teilnehmen. Dabei fällt jedoch auf, dass sie ständig dazwischenfragen, weil ihnen in der Zwischenzeit aufgrund des schlechten Kurzzeitgedächtnisses der „Faden" verloren ging. Das kann für die anderen am Gespräch Beteiligten sehr anstrengend sein. Auch das Namensgedächtnis ist schlecht. Gibt es eine Erklärung für diese Besonderheit?

Der Begriff der auditiven Wahrnehmungsstörung ist, wie auch die allgemeine Bezeichnung der „Wahrnehmungsstörung", unscharf definiert und nicht allgemein anerkannt; sie wird heute meist als „zentrale auditive Verarbeitungs- und Wahrnehmungsstörung" bezeichnet. Es wird eine Häufigkeit von 2–3 % bei Kindern nach dem 6. Lebensjahr angenommen.

Eine auditive Wahrnehmungsstörung kann vermutet werden, wenn Menschen in ihrem Verhalten durch folgende Symptome auffallen:

- verminderte Merkfähigkeit akustisch vermittelter Informationen (Sätze, Reime, Lieder)
- häufiges Verwechseln klangähnlicher Laute (laut- und schriftsprachlich)
- übermäßige Lautempfindlichkeit bei üblichem Umgebungslärm
- reduziertes Sprachverständnis bei üblichem Umgebungslärm (Klassenzimmer, Kindergarten)

- reduzierte Aufmerksamkeit bei üblichem Umgebungslärm
- mangelnde Lokalisation einer Schallquelle

Bisher gibt es noch keinen Konsens darüber, welche apparativen Untersuchungsmethoden zur Diagnosestellung am besten geeignet sind. Neben einer logopädischen Therapie können sich auch Veränderungen der Umgebung positiv auf die auditive Wahrnehmung auswirken: Eine veränderte Sitzposition, z.B. weiter vorne im Klassenzimmer mit Blickkontakt zum Lehrer, Rücksichtnahme auf die Besonderheiten des Menschen durch direktes Ansprechen, Verminderung des Störschalls der Unterrichtsräume, z.B. keine kahlen Wände, keine großen Fensterflächen ohne Gardinen, vor allem aber kleinere Klassen.

Auditive Wahrnehmungsstörungen kommen auch im Rahmen von ADS, dem Aufmerksamkeitsdefizitsyndrom oder von ADHS, dem Aufmerksamkeitsdefizit-Hyperaktivitätssyndrom vor.

Als eine der Ursachen beider Erkrankungen wird eine Störung im Dopaminstoffwechsel angesehen. Dopamin ist ein Neurotransmitter, ein Überträgerstoff im Gehirn, der Signale von Nervenzellen übermittelt. Das häufig verwendete Medikament Ritalin® erhöht die Konzentration von Dopamin im Gehirn. Dopamin gehört zur Gruppe der Katecholamine, zu der auch Adrenalin und Noradrenalin gehören. Dopamin gilt als das Glückshormon. Es entsteht mithilfe von Vitamin B6 aus der Aminosäure Phenylalanin.

Im Zusammenspiel mit Noradrenalin und Serotonin ist Dopamin der Kraftstoff, der den Körper antreibt. Dopamin steuert die Motorik, die Koordination, die Motivation und die Konzentration. Ein Mangel an Dopamin führt zu Müdigkeit, muskulärer Schwäche, Konzentrationsstörungen, Vergesslichkeit, Aufmerksamkeitsstörungen, Selbstzweifeln, Depressionen und Libidoverlust.

Ein Mangel an Vitamin B6, verursacht durch eine vermehrte Ausscheidung von Vitamin B6 durch Kryptopyrrol, führt zu einer verminderten Bildung von Dopamin. Der Mangel an Dopamin könnte eine Erklärung für die auditive Wahrnehmungsstörung sein, zumal unter der Einnahme von Vitamin B6 oft eine Abschwächung der Symptome beobachtet wird.

KPU, der Schlaf und die Rolle des Serotonins

Menschen mit KPU berichten über Schlafstörungen unterschiedlichster Art. Am häufigsten kommt das sogenannte verzögerte Schlafphasensyndrom (engl. delayed sleep phase syndrome, DSPS) vor.

Störungen des Schlafs lassen sich grob in vier Gruppen einteilen:

- Ein- und Durchschlafstörungen (Insomnie)
- Übermäßige Tagesmüdigkeit
- Störungen des Schlaf-Wach-Rhythmus
- Schlafgebundene Störungen (Parasomnie, z. B. Unterbrechung des Schlafes beim Wechsel der Schlafstadien)

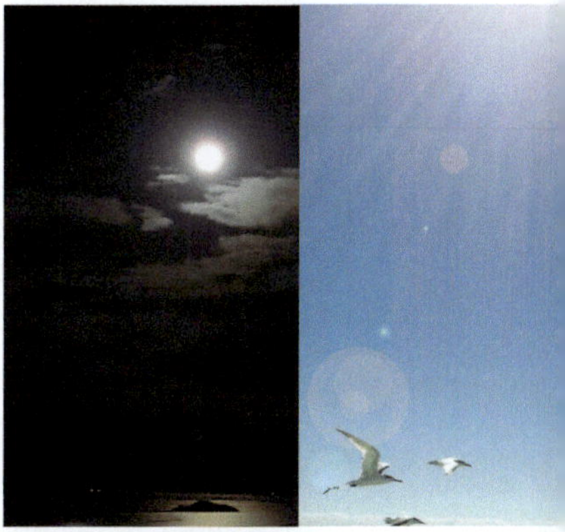

Menschen mit KPU leiden häufig an einer Störung des Schlaf-Wach-Rhythmus.

Bei KPU treten vor allem Störungen des Schlaf-Wach-Rhythmus auf.

Beispiele für Schlaf-Wach-Rhythmusstörungen:

- Schlafstörungen bei Zeitzonenwechsel (Jetlag)
- Schlafstörungen bei Schichtarbeit
- Schlaf-Wach-Störungen bei Abweichung vom 24-Stunden-Rhythmus
- Unregelmäßiges Schlaf-Wach-Muster
- Verzögertes Schlafphasensyndrom

Beim verzögerten Schlafphasensyndrom (DSPS) sind die Einschlafzeitpunkte verschoben. Menschen, die daran leiden, tendieren dazu, erst sehr spät zu Bett zu gehen. Sie haben dann Schwierigkeiten, rechtzeitig morgens wieder aufzustehen, um ihre normale Arbeit zu verrichten, etwa zur Schule oder zur Arbeit zu gehen.

DSPS entwickelt sich meist in der frühen Kindheit oder in der Jugend und endet oft mit dem frühen Erwachsenenalter. DSPS ist für etwa

10 % aller Fälle von chronischen Schlafstörungen verantwortlich. Menschen mit DSPS klagen darüber, dass sie bis zum frühen Morgen nicht einschlafen können. Anders jedoch als die meisten anderen Menschen mit Schlafstörungen schlafen sie immer zur gleichen Zeit ein, wenn sie zu Bett gehen. Wenn sie nicht noch zusätzlich eine andere Schlafstörung haben, können die Betroffenen gut schlafen und haben ein natürliches Bedürfnis nach Schlaf. Daher ist es für sie auch schwierig, früh morgens aufzustehen, da sie zu diesem Zeitpunkt erst ein paar Stunden geschlafen haben. Wenn sie jedoch die Möglichkeit haben, ihrem eigenen Schlafrhythmus zu folgen und bis in den Nachmittag zu schlafen, wachen sie spontan auf und sind bis zu ihrer nächsten Ruhephase wach.

Zur Diagnose von DSPS werden Schlafprotokolle eingesetzt. Der Betroffene notiert sich dabei über einen Zeitraum von mehreren Wochen, wann er zu Bett geht, einschläft, aufwacht und aufsteht, und wie müde, beziehungsweise wach er sich zu den Zeitpunkten des Zubettgehens und Aufstehens fühlt. Weiterhin gibt er an, ob und welche Medikamente er eingenommen hat, ob, wann und wie lange er während des Tages geschlafen hat oder ob er während des Schlafens aufgewacht ist. Im Schlaflabor werden dann die Bewegungen des Betroffenen analysiert und weitere Körperfunktionen überwacht. Auch die kontinuierliche Messung der Körpertemperatur kann wichtige Hinweise geben. Sind die gewonnenen Daten im Vergleich zu Normalwerten um mindestens zwei Stunden nach hinten verschoben, so liegt DSPS vor.

Die therapeutischen Möglichkeiten sind bisher recht unbefriedigend, weil alle Ansätze nur zeitlich begrenzt wirksam sind und der Patient wieder in seine alten Schlafmuster zurückfällt. Vorgeschlagen wird eine Kombination von Maßnahmen:

- Lichttherapie: In den frühen Morgenstunden wird der Patient mindestens eine Stunde lang starkem Licht (mehr als 2500 Lux) ausgesetzt. Dafür gibt es Lichtwecker.
- Schlafhygiene: Hierzu gehört insbesondere das strikte Einhalten von Zubettgeh- und Aufstehzeiten, aber auch Verbesserungen der Schlafbedingungen und Verzicht auf Nikotin und Alkohol.

- Schlafrestriktion: Verkürzung der Schlafzeiten, um die Müdigkeit zu erhöhen.
- Medikamentöse Therapie: z. B. mit Melatonin vor dem Schlafengehen.

Rolle des Melatonins als Auslöser des Schlafes

Melatonin ist ein Hormon, das von der Zirbeldrüse, einem Teilbereich des Zwischenhirns aus Serotonin gebildet wird und den Tag-Nacht-Rhythmus des Menschen steuert. Melatonin wird unter dem Einfluss von Dunkelheit freigesetzt. Die Melatoninkonzentration steigt in der Nacht um das Zehnfache an, das Maximum wird gegen 2 Uhr morgens erreicht. Die Freisetzung von Melatonin wird durch Tageslicht gebremst. Im Winter, bei schwachem Tageslicht, bleibt der Melatoninspiegel auch tagsüber leicht erhöht und führt dann zu verstärkter Müdigkeit. Ein zu niedriger Melatoninspiegel in der Nacht kann mit Schlafstörungen einhergehen.

Melatonin entsteht aus dem Neurotransmitter Serotonin. Neurotransmitter sind chemische Signalstoffe im Gehirn. Serotonin selbst wird aus der Aminosäure L-Tryptophan gebildet. Als Zwischenprodukt findet man 5-Hydroxytryptophan (5-HTP). Neben Folsäure ist Vitamin B6 als Kofaktor erforderlich.

Menschen mit KPU leiden oft an Schlafstörungen, gehäuft tritt das verzögerte Schlafphasensyndrom DSPS auf. Der Mangel an Vitamin B6 durch die Kryptopyrrolurie führt zu einer Synthesestörung von Serotonin; nachfolgend vermindert sich auch die Melatoninproduktion. Der Melatoninspiegel steigt am Abend so nur langsam an und führt dadurch zu einem verspäteten Eintritt der Schlafmüdigkeit. Die Folge ist eine Verschiebung des Schlaf-Wach-Rhythmus.

Die Konsequenz aus dieser Beobachtung wäre, abends Melatonin einzunehmen. Wenn Sie einen Versuch mit Melatonin unternehmen wollen, dann sollten Sie zunächst nur unretardiertes, also rasch freigesetztes Melatonin in einer Dosierung von 1–3 mg abends einnehmen.

Möglich ist auch der Versuch, den Serotoninspiegel anzuheben, der häufig ebenfalls zu niedrig ist. Dies lässt sich durch die Einnahme von 500 mg L-Tryptophan oder 50 mg 5-Hydroxytryptophan (5-HTP) abends erreichen; zusätzlich sollte morgens Vitamin B6 als Pyridoxinhydrochlorid (50 mg) oder als Pyridoxalphosphat (25 mg; aktiviertes Vitamin B6) eingenommen werden. So verbessert sich die Schlafqualität und es kommt zu weniger Schlafverschiebungen.

KPU und Elektrosmog

Menschen mit KPU sind elektrosensibel. Wie an anderer Stelle ausführlich dargestellt, muss als Ursache der Kryptopyrrolurie eine Störung der Mitochondrienfunktion angesehen werden. Sehr reaktionsfähige Substanzen wie Stickstoffmonoxid (NO) verbinden sich mit Eiweißstoffen und blockieren dadurch deren Funktion. Besonders betroffen ist die Atmungskette in den Mitochondrien, sodass es zu einem Abfall von ATP kommt, der universellen Energieeinheit der Zelle. Betroffen sind dadurch viele Organsysteme, sodass von einer Multisystemerkrankung gesprochen wird. Diese Zusammenhänge sind messbar. Etwa über die Messung von Citrullin. Citrullin entsteht durch NO aus der Aminosäure Arginin und lässt sich leicht im Urin nachweisen. Das für den Organismus gefährliche Stickstoffmonoxid lässt sich aber wieder neutralisieren. Die Einnahme von Vitamin B12 senkt die Ausscheidung von Citrullin. Somit gelingt es mit einfachen Mitteln, die Auswirkungen von elektromagnetischen Feldern auf den Organismus zu überprüfen. Und in der Tat, es lassen sich Veränderungen nachweisen.

Folgendes Experiment wurde durchgeführt: Ein KPU-positives Kind schläft eine Nacht mit eingeschaltetem Mobiltelefon, das in Kopfnähe liegt, die folgende Nacht ist das Mobiltelefon wieder ausgeschaltet. Jeweils am Morgen wird Citrullin im Urin gemessen. Bei eingeschaltetem Mobiltelefon ist der Citrullinwert erhöht, bei ausgeschaltetem Mobiltelefon liegt er im Normbereich. Jetzt wird das Experiment erweitert. Das Kind bekommt vor dem Schlafgehen Vitamin B12 und das Mobiltelefon wird wieder eingeschaltet. Am nächsten Morgen ist tatsächlich der Citrullinwert normal.

Immer mehr technische Geräte mit neuen Funktechnologien erscheinen auf dem Markt. Heute befindet sich praktisch in jedem Haushalt ein schnurloses Telefon, das nach dem DECT-Standard funktioniert. Auch WLAN ist weit verbreitet. Hinzugekommen sind Smartphones und Tablet-PCs. Auch das drahtlose Internet wird zu einer Erhöhung der Strahlenbelastung führen.

Diese Techniken funktionieren 24 Stunden täglich. Auch wenn nicht telefoniert wird und keine Daten übertragen werden. Viele Menschen geben sich der Illusion hin, dass Funkstrahlung ungefährlich sei, weil sie die Wirkung nicht unmittelbar spüren. Auch die Auswirkungen von Radioaktivität, Asbest und Rauchen spürt man nicht sofort, sondern erst nach vielen Jahren. Gibt es für den Einzelnen Möglichkeiten, sich bis zu einem gewissen Grad zu schützen?

- Benutzen Sie ein Telefon, das sich zwischen den Gesprächen abschaltet.
- Verwenden Sie möglichst immer eine kabelgebundene Technik.
- Verwenden Sie lieber ein Stromleitungsnetzwerk (dLAN). Leider hat aber auch dieses System seine Tücken, weil auch hier ein Teil der Strahlung wieder in den Raum abgegeben wird. Auch dLAN sollte nur aktiv sein, wenn man es wirklich braucht. Eine abschaltbare Steckdose spart dann das Aus- und Einstecken des Adapters.
- Halten Sie Gespräche am Mobiltelefon möglichst kurz und führen Sie längere Gespräche möglichst vom Festnetz aus.
- Schalten Sie das WLAN ab, wenn Sie es nicht benutzen.
- Benutzen Sie einen UMTS-Stick, um ins Internet zu kommen, nur kurzzeitig bei Bedarf.
- Installieren Sie im Schlaf- und Kinderzimmer einen Feldfreischalter. Dadurch verursachen die Stromleitungen sowie Lampen und Elektrogeräte im Schlafbereich nur noch dann elektrische Felder, wenn tatsächlich Strom benötigt wird.

KPU und Impfungen

Welche Impfungen sind notwendig? Soll ich überhaupt impfen?

Eine Impfung, auch Schutzimpfung genannt, ist die Verabreichung eines Impfstoffes mit dem Ziel, vor einer übertragbaren Krankheit zu schützen. Sie dient der Stärkung des Immunsystems gegen bestimmte

Erreger. Impfungen werden als vorbeugende Maßnahme gegen Infektionskrankheiten entwickelt.

Bei einer Impfung gegen eine bestimmte Infektionskrankheit werden vom körpereigenen Immunsystem bestimmte Abwehrstoffe gebildet. Man spricht deshalb von einer aktiven Immunisierung. Ziel der aktiven Impfung ist es, das körpereigene Immunsystem zu befähigen, auf eine Infektion mit einem bestimmten Erreger so rasch und wirksam zu reagieren, dass daraus keine oder nur eine abgeschwächte Infektionskrankheit resultiert. Bei einer passiven Impfung erhält der Betroffenen von einem anderen Lebewesen entwickelte Antikörper. Der Impfschutz tritt dadurch schneller ein, ist aber nur von kurzer Dauer, weil das Fremdeiweiß nach einigen Wochen wieder abgebaut worden ist.

Unterschieden werden Lebendimpfstoff mit noch vermehrungsfähigen, aber abgeschwächten Erregern, und Totimpfstoff. Bei diesem Impfstoff kann sich der Erreger nicht mehr vermehren.

Beispiele für Lebendimpfstoffe sind: Masern, Mumps, Röteln, Gelbfieber und Polioschluckimpfung. Totimpfstoffe sind Wundstarrkrampf und Diphtherie.

Die erste Impfung wurde 1796 durchgeführt. Es war die Pockenimpfung. Seither gibt es eine Vielzahl von Impfungen; derzeit stehen Schutzimpfungen gegen eine Vielzahl von viralen und bakteriellen Infektionskrankheiten zur Verfügung. Weitere Impfstoffe gegen einige bedeutsame Infektionskrankheiten und gegen chronische Infektionen, die Krebs begünstigen können, sind aktuell in Entwicklung.

Je nach Impfstoff und Immunisierungsart (passive oder aktive Immunisierung) werden unterschiedliche Applikationsverfahren angewandt: Aktive Impfungen werden parenteral („unter Umgehung des Magen-Darm-Traktes“) mit einer Spritze vorgenommen. Man unterscheidet dabei intradermale („in die Haut“), subkutane („unter die Haut“) oder intramuskuläre („in den Muskel“) Injektionen. Die intradermale Impfung kann auch mit einer Lanzette oder einer Impfpistole erfolgen. Für einige wenige Immunisierungen wird der Impfstoff oral (in den Mund, „Schluckimpfung“) oder nasal (in die

Nase) verabreicht, versuchsweise auch mit Hautpflaster. Die meisten aktiven Impfungen werden jedoch heute intramuskulär in den Oberarm (Musculus deltoideus) verabreicht. Bei Kindern ist auch eine Injektion in den Oberschenkel (Musculus vastus lateralis) zulässig. Die Injektion von aktiven Impfstoffen in den Gesäßmuskel (Musculus glutaeus maximus) sollte aufgrund geringerer Wirksamkeit und häufigeren Komplikationen nicht mehr durchgeführt werden.

Keine Impfung kann hundertprozentig vor der jeweiligen Erkrankung schützen. Impfungen senken aber die Erkrankungswahrscheinlichkeit deutlich.

Seit Einführung der Impfungen in den USA sank die Zahl der jährlichen Erkrankungen von Diphtherie, Mumps, Keuchhusten und Tetanus um mehr als 92%, während die Zahl der an diesen Krankheiten Verstorbenen um mindestens 99% zurückging. Poliovirus, Masern sowie das Rötelnvirus gelten in den Vereinigten Staaten als ausgerottet, 1980 konnte die Welt von der Weltgesundheitsorganisation (WHO) für pockenfrei erklärt werden.

Umgekehrt starben weltweit nach Schätzung der WHO und der Global Alliance for Vaccines and Immunization (GAVI) allein im Jahr 2002 über zwei Millionen Menschen an Infektionskrankheiten, die durch eine Impfung hätten verhindert werden können. Durch Impfprogramme diese Todesursachen zu verringern ist daher ein primäres Ziel der WHO. Die Erfolge dieser Impfprogramme belegen die Wirksamkeit des Impfens.

Nach der Grundimmunisierung sind für die langfristige Erhaltung der Immunität gegen die meisten Erreger regelmäßige Auffrischimpfungen notwendig. Die Auffrischimpfung, auch als Boosterimpfung oder Wiederholungsimpfung bezeichnet, unterscheidet sich von der Grundimmunisierung dadurch, dass sie schon mit der einmaligen Gabe einer geringeren Impfstoffdosis innerhalb kurzer Zeit wieder zu einem ausreichenden klinischen Schutz des Patienten führt. Die Empfehlungen für den Zeitpunkt solcher Auffrischimpfungen basieren auf Anwendungsbeobachtungen einzelner Impfstoffe und hängen sowohl von der Art des Erregers als auch des Impfstoffs ab: Einige Impfungen können auch ohne Auffrischung einen Schutz vermitteln, der sehr wahrscheinlich ein Leben lang reicht. Bei Personen, die gegen Masern, Mumps und Röteln geimpft wurden, fanden sich zum größten Teil noch nach 20 Jahren ausreichend hohe Antikörpertiter. Ähnliches gilt offenbar für Impfungen gegen Hepatitis A. Andere Impfstoffe, wie beispielsweise der Impfstoff gegen Keuchhusten, benötigen nach aktueller Empfehlung alle 10 Jahre eine Auffrischimpfung, da der Antikörperspiegel nach 4–12 Jahren nachlässt. Eine natürliche Immunität durch Infektion mit Keuchhusten lässt jedoch ebenfalls nach 4–20 Jahren nach. Dagegen muss die Impfung gegen Influenza (Grippe) mit den bisherigen Impfstoffen jährlich wiederholt werden.

Die Nebenwirkungen der heute empfohlenen Impfungen sind in der Regel so gering, dass sie nicht oder als nicht wesentlich wahrgenommen werden. Unterschieden wird dabei zwischen Impfreaktion und Impfkomplikation.

Bei der Bewertung von Reaktionen nach einer Impfung muss bedacht werden, dass Impfungen normalerweise bei gesunden Menschen durchgeführt werden und eine anschließende Erkrankung dann als sehr unangenehm empfunden wird. Auch die Erwartung schwerer Nebenwirkungen kann zu einer gesteigerten Selbstbeobachtung führen (Nocebo-Effekt). Als Folge können zufällig auftretende Befindlichkeitsstörungen, die normalerweise gar nicht beachtet werden, plötzlich bewusst wahrgenommen und dann der Impfung angelastet werden.

Als sogenannte Impfreaktion werden kurzzeitig und vorübergehende Lokal- und Allgemeinreaktionen bezeichnet. Diese können als temporäre, leichtere Nebenwirkungen Schmerzen, Spannung und Schwellung an der Injektionsstelle, Abgeschlagenheit oder Kopf- und Gliederschmerzen auftreten. In Doppelblind-Versuchen ohne Einwirkung von Erregern, bei denen die eine Hälfte der Freiwilligen den Impfstoff, die andere Hälfte eine Kochsalzlösung oder ein Aluminiumhydroxid-haltiges Adjuvans injiziert bekommt, berichten beide Gruppen bei den meisten amtlich empfohlenen Impfstoffen über quantitativ und qualitativ ähnliche Nebenwirkungen: z. B. Schwindel, Kopfschmerzen, Schwächegefühl, Muskelschmerzen.

Eine Impfkomplikation ist dagegen eine über das übliche Ausmaß einer Impfreaktion hinausgehende Komplikation infolge einer Impfung. Lebendimpfstoffe können in sehr seltenen Fällen zu einem Ausbruch genau der Krankheit führen, gegen die geimpft wurde. Zum Beispiel treten bei 3–5% der Impfungen gegen Masern sogenannte „Impfmasern" auf. Die Nebenwirkungen der Impfung beinhalten dann die Symptome der Krankheit, beispielsweise leichter Ausschlag, Fieber und andere bei Impfmasern, jedoch verläuft diese in der Regel leichter als die „natürliche" Infektion. In sehr seltenen Fällen kann es zu einem allergisch-anaphylaktischen Schock als Reaktion auf die Inhaltsstoffe einer Impfdosis kommen. Neben dem Wirkstoff selber können enthaltene Zusatzstoffe wie z.B. Aluminiumverbindungen, Quecksilberverbindungen wie Thiomersal), Formaldehyd, Antibiotika oder Stoffe aus der Herstellung des Wirkstoffs wie Hühnereiweiß eine solche Reaktion auslösen.

In Deutschland sind seit dem 1. Januar 2001 Ärzte verpflichtet, den Verdacht einer über das übliche Ausmaß einer Impfreaktion hinausgehenden gesundheitlichen Schädigung an das Gesundheitsamt zu melden (Infektionsschutzgesetz, IfSG). In einem Zeitraum von 3 Jahren, nämlich bis zum 31. Dezember 2003, wurden in allen Altersgruppen 3328 Fälle von möglichen Impffolgen registriert bei etwa 30 Millionen Impfdosen/Jahr. Von diesen 3328 Betroffenen trugen 4% (132) einen bleibenden Schaden davon und 1,6% (53) verstarben. In der Mehrzahl der dem Paul-Ehrlich-Institut (PEI) gemeldeten Verdachtsfälle wurde der Kausalzusammenhang zwischen Impfung und Erkrankung als unwahrscheinlich bewertet. In den anderen Fällen war der kausale Zusammenhang mit der Impfung wegen fehlender valider wissenschaftlicher Daten nicht beurteilbar. Ein Zusammenhang zwischen Impfung und Reaktion gilt nur bei 0,2% aller IfSG-Meldungen als gesichert. In Deutschland besteht ein Anspruch auf Leistungen der Versorgungsämter, wenn eine Gesundheitsstörung möglicherweise auf eine öffentlich empfohlene Impfung zurückzuführen ist.

Impfgegnerschaft bezeichnet die generelle Ablehnung von Impfungen. Impfgegner sind entweder religiös motiviert oder haben Angst vor „Impfschäden". Einige Impfgegner vermuten hinter Impfungen eine Verschwörung, andere leugnen gar die Existenz oder Pathogenität von Viren. Die von Impfgegnern teilweise dogmatisch vorgebrachten „Argumente“ sind allesamt wissenschaftlich widerlegt, das Phänomen gilt als Form der Wissenschaftsleugnung und als Verschwörungstheorie. Die Weltgesundheitsorganisation (WHO) zählt Impfgegner zu den weltweit 10 größten Gefahren für die Gesundheit der Menschheit.

Laut Robert Koch-Institut sind 4% der deutschen Bevölkerung Impfgegner. Eltern lehnen es dabei strikt ab, ihre Kinder impfen zu lassen. Negative Berichte über Impfschäden oder die Leugnung des Impfprinzips selber werden von Impfgegnern in Büchern, in wissenschaftskritischen Internet-Foren und insbesondere auf impfablehnenden Webseiten mit verschwörungstheoretischen Inhalten publiziert. Diese Webseiten verweisen in der Regel auf andere Webseiten ähnlicher Ausrichtung. Eine Befragung von deutschen Hebammen im Mai 2007 ergab, dass zwei Drittel von ihnen die Impfung gegen Masern, Mumps und Röteln (MMR) befürworteten, ein Viertel lehnte die MMR-Impfung ab. Letzteres verunsichert natürlich manche jungen Eltern und kann dazu führen, dass sie aus Angst vor der Impfung den Schutz ihrer Kinder vor Infektionskrankheiten verweigern.

Nach Angaben der Vereinten Nationen sterben noch immer jedes Jahr rund 3 Millionen Kinder an Krankheiten, die mit 1–3 Einheiten einfach erhältlicher Impfstoffe leicht hätten verhindert werden können, vor allem in Entwicklungsländern. Millionen weiterer Kinder werden durch diese Krankheiten geschwächt oder schwerbehindert. Dagegen sind viele schwerwiegende Infektionskrankheiten in den Industrienationen durch Impfprogramme und gute Durchimpfung der Bevölkerung selten geworden. Auch Impfgegner werden dabei zu Nutznießern der hohen Populationsimmunität durch das Impfen. Vergessen oder verharmlost werden in der Folge die Konsequenzen von Infektionskrankheiten mit ihren Komplikationen, angefangen bei Entwicklungsschäden über bleibende körperliche Behinderungen bis hin zum Tod.

Es ist also klar, dass auch Menschen mit KPU geimpft werden sollten. Ja, aufgrund ihrer Immunschwäche und des chronischen Verlaufs ihrer Erkrankung profitieren sie besonders von Impfungen.

Es fällt allerdings auf, dass Menschen mit KPU etwas häufiger über Abgeschlagenheit und über Kopf- und Gliederschmerzen berichten, die Impfreaktion also etwas heftiger ausfällt. Das sollte aber niemanden davon abhalten, sich impfen zu lassen.

Zusammenfassung

Einfluss von KPU auf andere Erkrankungen und Beschwerden	
Stichwort bzw. Frage	**Erklärung bzw. Antwort**
Herz-Kreislauf	Niedriger Blutdruck, Schwindel beim Aufstehen, schneller Puls
Hormone, Fruchtbarkeit, Periode	Unregelmäßige Periode, oft schmerzhaft, herabgesetzte Fruchtbarkeit, Schwangerschaftsprobleme. Mädchen überwiegen bei den Geburten. Die Antibabypille verstärkt den Zink- und Vitamin-B6-Verlust. Das ist auch der Grund, dass es eine Weile dauert, bis eine Schwangerschaft nach Absetzen der Pille eintritt. Der LH-Anstieg in der Mitte des Zyklus ist erniedrigt. Die Progesteronbildung ist oft vermindert. Auch das PCO-Syndrom (zystische Ovarien, Eierstöcke mit Bläschen) kommt gehäuft vor. Die männlichen Hormone können dann ebenfalls erhöht sein.
Immunsystem	Gehäuft Infekte der oberen und unteren Atemwege: Halsentzündungen, Nasennebenhöhlenentzündungen, Mittelohrentzündungen, Bronchitis, Lungenentzündungen, Blasenentzündungen.
Stoffwechsel	Schwankende Blutzuckerwerte, immer wieder Unterzuckerungen, eine regelmäßige Nahrungsaufnahme ist häufig erforderlich.
Haut	Allgemein trockene Haut, häufig Ausschläge und Allergien
Störung im Histamin-Stoffwechsel	Meist handelt es sich um eine Histaminintoleranz mit erhöhten Histaminspiegeln (Histadelie). Seltener liegt ein Histaminmangel vor (Histapenie).
Nebennieren	Die Nebennieren sind belastet. Der Stress macht sich hier bemerkbar.
Sprachliche Fähigkeiten	Sie sind gut entwickelt. Die Patienten sind gewohnt häufig nachzufragen, da sie oft aufgrund des schlechten Gedächtnisses den „Faden" verloren haben. Für die Gesprächspartner ist dies anstrengend.
Aggression	Verbal vorhanden. Es besteht eine ständige Überforderung, der Überblick wird rasch verloren, dadurch Spannungen in der Familie.
Organisation	Eher „Messi-Haushalt", keine Ordnung, keine Organisation, Fristen mit Behörden werden nicht eingehalten. Dadurch entstehen weitere Spannungen.
Stellung in der Gesellschaft	Die Patienten stehen oft abseits der Gesellschaft, „Sonderlinge", wenig Integration, Isolation verstärkt den Krankheitsprozess weiter durch die Zunahme von Stress.

Medikamenten-unverträglichkeit	Allgemein überempfindlich auf alle Medikamente, längere Wirkdauer von Medikamenten und damit erhöhte Nebenwirkungsrate; Vermeidung sogenannter „porphyrinogener" Stoffe
Borrelien	Bakterien, die durch Zecken übertragen werden. Die Erkrankung durchläuft verschiedene Stadien. Die Diagnosestellung ist manchmal schwierig. Oft werden Antibiotika eingesetzt. Antikörper gegen Borrelien kommen bei KPU/HPU häufig vor.
Epstein-Barr-Virus	Dieses Virus ist weit verbreitet. Wir alle haben es in uns. Es kann wieder reaktiviert werden oder der Körper leidet nach der Infektion an starker Müdigkeit. Dann sind die Veränderungen auch im Blut messbar.
Impfungen	Impfungen führen zu einer Aktivierung des Immunsystems. Daher sollte immer geprüft werden, ob eine Impfung wirklich erforderlich ist.
Psyche, Nervensystem	Vielfältige Beschwerden, die mit uns bekannten Erkrankungen oft nicht in Einklang zu bringen sind, psychische Ursachen werden dann vermutet. Aber die Patienten neigen auch vermehrt zu Depressionen und Ängsten. Herauszuheben sind besondere Merkmale wie: Pedanterie, Harmoniebedürfnis und Sammlerleidenschaft, überdurchschnittliche Kreativität und Originalität. Keine Traumerinnerung, Neigung zu Panik, Stimmungsschwankungen, Vergesslichkeit, Konzentrationsstörung, sehr schlechtes Kurzzeitgedächtnis, Kopfschmerzen, Migräne, Schwindel, Erschöpfung, Schlafstörungen.
Kinder und Jugendliche	Leiden auch an KPU/HPU. Sie sprechen aber besonders gut auf die Therapie an. Bei ihnen sind die Verbesserungen durch die Therapie besonders ausgeprägt.
ADH oder ADHS	Kinder mit ADS und ADHS haben oft auch eine Kryptopyrrolurie. Auch die Neurotransmitter sind auffällig und es liegt ein Mangel an Omega-3-Fettsäuren vor. Eine Substitutionstherapie bessert meist die Auffälligkeiten.
Fruktose	Aufnahmestörung für Fruchtzucker, deshalb fruktosereduzierte Ernährung erforderlich. Erhöhte Leberwerte normalisieren sich wieder durch eine Diät und der Blähbauch geht zurück.
Gluten	Es besteht eine Glutensensitivität. Dafür gibt es keinen Blutwert. Das Immunsystem wird dadurch aktiviert und es fühlt sich an wie bei einem grippalen Infekt.
Elektrosmog	Elektrosmog schadet. Macht müde. WLAN nur, wenn es gebraucht wird, nachts abschalten. Keine Mobiltelefone neben dem Bett.

Ernährung, Vitamine, Mineralstoffe und Spurenelemente

Gewichtsprobleme bei KPU

Bei zahlreichen Patienten mit Kryptopyrrolurie kommt es zu einer Gewichtszunahme. Was sind die Ursachen?

Bericht einer 26-jährigen Patientin: „Im Sommer letzten Jahres habe ich fast 10 kg an Gewicht zugenommen. Ich habe bestimmt nicht mehr gegessen als zuvor. Anfangs habe ich versucht, intensiv Sport zu treiben, bin jeden Tag gejoggt, ich habe aber praktisch nicht abgenommen. Inzwischen habe ich es aufgegeben. Aber mein Gewicht belastet mich schon. Ich ging zum Arzt, weil alle meine Freunde mir dazu rieten. Eine Schilddrüsenunterfunktion wurde festgestellt und auch behandelt, aber mein Gewicht ging trotzdem nicht zurück. Der Frauenarzt meint, ich hätte zu viele Androgene im Blut, und er hat mir eine neue Pille verschrieben. In der Zwischenzeit habe ich eine ausführliche Ernährungsberatung hinter mir. Ich achte auf Kohlenhydrate mit niedrigem glykämischem Index und ich esse nur noch zweimal am Tag. Vor allem abends habe ich die Kalorienmenge deutlich reduziert und esse auch nicht mehr so spät. Süßigkeiten zwischendurch habe ich ganz abgeschafft. Nachdem auch noch das Schilddrüsenhormon auf ein Kombinationspräparat umgestellt wurde, geht langsam das Gewicht wieder zurück. Ich wäre glücklich, wenn ich mein früheres Gewicht wieder hätte. Mein Arzt hat außerdem einen Test auf Krytopyrrol im Urin durchführen lassen. Der Wert war erhöht. Ich nehme deshalb Vitamin B6, Zink und Mangan zusätzlich ein."

Ursachen der Gewichtszunahme

- Funktionsstörung der Schilddrüse mit Unterfunktion
- Hyperandrogenämie bei PCO-Syndrom und Insulinresistenz
- Bewegungsmangel wegen Muskel- und Gelenkbeschwerden
- Funktionsstörung der Mitochondrien

Ganz im Vordergrund steht die häufig vorhandene Schilddrüsenunterfunktion, die unbedingt erkannt und behandelt werden muss. Alle klinischen Zeichen der Unterfunktion müssen beseitigt werden, evtl. muss zusätzlich ein T3-Präparat dazugegeben werden oder auf eine Kombinationstherapie mit T4/T3 umgestellt werden. Die freien Schilddrüsenwerte sollten im oberen Normbereich liegen. Ohne eine optimale Substitutionstherapie kann keine Gewichtsreduktion gelingen. Das erhöhte Gesamtcholesterin und das LDL-Cholesterin werden absinken, das HDL-Cholesterin wird wieder ansteigen.

Gynäkologisch sollte ein PCO-Syndrom ausgeschlossen oder bestätigt werden. Polyzystische Ovarien (PCO) treten bei einer Fehlsteuerung der Hormonregulation in den Eierstöcken auf, wobei vermehrt männliche Hormone gebildet werden. Dadurch kann es zu einer Insulinresistenz kommen mit nachfolgender Gewichtszunahme. Die Behandlung erfolgt durch Antiandrogene, also Hormone, welche die männlichen Hormone abschwächen, und neuerdings auch durch das Medikament Metformin. Ständige Muskel- und Gelenkschmerzen verhindern die Freude an der Bewegung. Man kann sich zu keiner sportlichen Aktivität aufraffen. Eine über Wochen durchgeführte Therapie mit Mikronährstoffen führt zu einem Rückgang der Beschwerden und der Patient hat wieder Lust, sich sportlich zu betätigen. Auch die Verbesserung der Mitochondrienfunktion fördert die Verbrennung in der Zelle und das Abnehmen wird unterstützt.

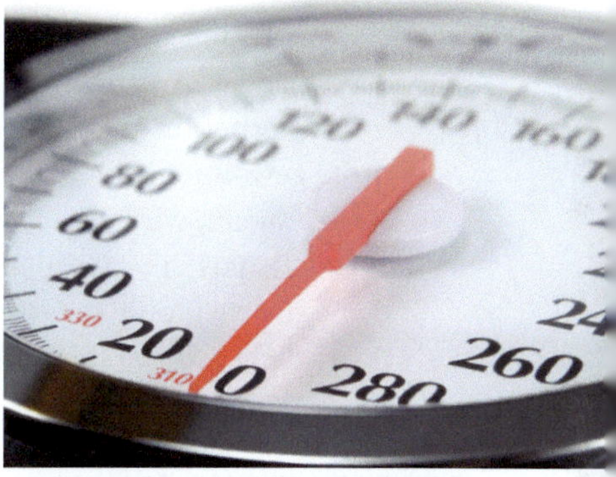

Meist liegt der Grund für eine plötzliche Gewichtszunahme bei KPU-Betroffenen in einer Schilddrüsenunterfunktion.

Ernährung

Allerdings ist auch die richtige Ernährung entscheidend, um ein erhöhtes Körpergewicht wieder zu reduzieren. Eine große Hilfe ist die Bioimpedanzmessung.

Sie gibt Informationen über die Zusammensetzung des Körpers. Es soll ja nur das Fett abgebaut werden, die Muskulatur sollte möglichst erhalten bleiben. Durch Abnahme von Muskelmasse reduziert sich der Grundumsatz eines Menschen. Wird nach einer Diät wieder normal gegessen, kommt es rasch wieder zu einer Gewichtszunahme, da die übrig gebliebene Muskulatur schlechter verbrennt. Dies wird als

„Jojo-Effekt" bezeichnet. Durch regelmäßige Messungen der Bioimpedanz lässt sich dieser Negativeffekt leicht verhindern, da sich ein Verlust an Muskelmasse erkennen lässt.

Ganz wichtig ist auch, dass wirklich höchstens dreimal am Tag gegessen wird und keine Zwischenmahlzeiten eingenommen werden. Die Einnahme von Zwischenmahlzeiten wird nach den neuesten Forschungsergebnissen nicht mehr empfohlen, weil dadurch der Insulinspiegel konstant hoch gehalten wird und das Fettgewebe nicht mehr zur Energiegewinnung herangezogen wird. Eine Gewichtsabnahme ist nur dann möglich, wenn der Körper zur Energiegewinnung das körpereigene Fett einschmilzt. Dazu muss der Spiegel des körpereigenen „Masthormons" Insulin auf ein niedriges Niveau abfallen. Das gelingt aber nicht, wenn laufend Zwischenmahlzeiten eingenommen werden, weil dann sofort der Insulinspiegel wieder ansteigt, damit der Körper die neu aufgenommene Nahrung verarbeiten kann. Wird die gewonnene Energie nicht sofort durch eine körperliche Tätigkeit verbraucht, wird alles Überschüssige in Fett umgebaut, weil sich dies problemlos speichern lässt. Es sind also zwischen den Mahlzeiten möglichst große Intervalle notwendig, in denen der Insulinspiegel möglichst lange sehr niedrig liegt.

Nahrungsmittel mit niedrigem glykämischem Index (≤ 40)

Nahrungsmittel	Glykämischer Index
Vollkornnudeln	40
frisch gepresste Fruchtsäfte o. Z.	40
Vollkornbrot	40
Milchprodukte	30
Wurst	28
Nüsse, Mandeln	22
Buttermilch, Magerjoghurt	15
frisches Gemüse	10
Blattsalate	10

Diese Intervalle lassen sich noch etwas „verlängern", wenn Nahrungsmittel mit möglichst niedrigem glykämischem Index oder besser mit einer niedrigen glykämischen Last (glycaemic load) benutzt werden. Es gibt entsprechende Trinknahrungen, die diesen Effekt sehr gut unterstützen und zu einer relativ raschen Gewichtsabnahme führen, ohne dass der Patient einen Nährstoffmangel erleidet. Es ist sogar gelungen, Trinknahrungen mit sehr niedrigem glykämischem Index für Diabetiker herzustellen. Auch laktosefreie Zubereitungen sind inzwischen erhältlich. Bemerkenswert ist die Flexibilität dieser Konzepte zur Gewichtsreduktion.

KPU und Vitamin D

Menschen, die an Kryptopyrrolurie leiden, weisen häufig einen Vitamin-D-Mangel auf. Wie sind die Zusammenhänge? Was sind die Folgen?

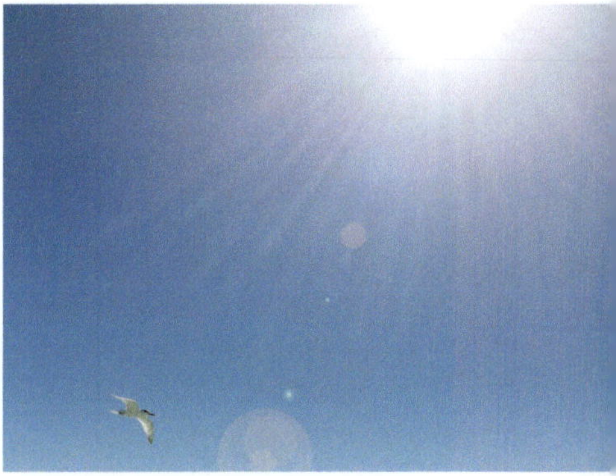

Vitamin D, das sogenannte „Sonnenscheinhormon" kann vom Körper mittels Sonnenlicht selbst gebildet werden.

Vitamin D wird wie die Vitamine A, E und K zu den fettlöslichen Vitaminen gezählt. Eigentlich ist Vitamin D nach der Definition gar kein Vitamin, weil es der Mensch mithilfe von Sonnenlicht selbst bilden kann. Aufgrund seiner chemischen Struktur gehört Vitamin D eher zu den Steroidhormonen wie Progesteron, Östradiol, Testosteron oder Kortisol und wird auch wie diese aus Cholesterin gebildet. In den letzten Jahren hat die Wissenschaft neue, geradezu sensationelle Erkenntnisse über Vitamin D gewonnen. Vitamin D wird inzwischen als „Sonnenscheinhormon“ bezeichnet. Die Bildung von Vitamin D beginnt in der Leber aus Cholesterin zu 7-Dehydrocholesterol (7-DHC). Diese Substanz wird an ein Transporteiweiß gebunden, das Vitamin-D-bindende Protein (DBP), und über den Blutkreislauf in die Haut transportiert. Unter der ultravioletten Strahlung (UV-B mit 290–315 nm Wellenlänge) entsteht das Prä-Vitamin D3, das wieder an das gleiche Transporteiweiß gebunden und zurück zur Leber transportiert wird. Dort entsteht 25-Hydroxycolecalciferol (25(OH)D3), auch Calcidiol genannt. In gleicher Weise wird das aus der Nahrung aufgenommene Colecalciferol in der Leber zu Calcidiol umgewandelt.

Das aus der Nahrung aufgenommene pflanzliche Ergosterol, auch Vitamin D2 genannt, wird in der Haut zu Ercalciol und in der Leber zu Ercalcidiol. Im Allgemeinen deckt die Bildung von Vitamin D durch Sonneneinstrahlung nur die Hälfte des täglichen Bedarfs. Die andere Hälfte muss über die Nahrung aufgenommen werden. Das in der Leber gebildete Calcidiol stellt lediglich eine Vorstufe dar und muss nun aktiviert werden, damit es seine Wirkung entfalten kann. Dies geschieht in den Nierentubuli, wohin es transportiert wird. Es entsteht dort 1,25$(OH)_2$D3, auch Calcitriol genannt, das aktive Vitamin D3.

In den Mitochondrien der Leber- und der Nierenzelle erfolgt die Umwandlung. Der Weg aus dem Zytoplasma der Zelle in das Mitochondrium erfordert Zeit. Der wichtigste geschwindigkeitsbestimmende Schritt ist aber die Umwandlung von Calcidiol in Calcitriol in der Niere.

Klassische Wirkungen von Vitamin D

Die klassischen Wirkungen von Vitamin D liegen im Bereich der Regulation des Kalzium- und Phosphatstoffwechsels. Die Steuerung erfolgt im Zusammenspiel mit Parathormon aus der Nebenschilddrüse und Calcitonin aus den C-Zellen der Schilddrüse. Die Zielorgane sind Darm, Niere und Knochen.

- Calcitriol steuert die Aufnahme von Kalzium und Phosphat im Dünndarm.
- Calcitriol fördert die Rückaufnahme von Kalzium in der Niere.
- Calcitriol fördert den Einbau von Kalzium in den Knochen.

Neu entdeckte Wirkungen von Vitamin D

- Vitamin D verbessert die Insulinausschüttung in der Bauchspeicheldrüse
- Vitamin D verbessert die Herzfunktion
- Vitamin D verbessert die Koordinationsfähigkeit alter Menschen beim Gehen und vermindert das Sturzrisiko
- Vitamin D vermindert Depressionen
- Vitamin D verlangsamt das Wachstum von Tumorzellen bei Dickdarm- und Brustkrebs sowie beim Melanom
- Vitamin D verbessert die Funktion des Immunsystems durch Aktivierung von Abwehrzellen (Makrophagen)
- Vitamin D schützt vor Autoimmunkrankheiten

Vitamin D stellt somit einen wichtigen Immunmodulator dar. Vitamin D verbessert ein schwaches Immunsystem und vermindert gleichzeitig übermäßige Immunreaktionen.

Wie viel Vitamin D brauchen wir?

Die beste Beurteilungsgrundlage für die Versorgung mit Vitamin D stellt die Bestimmung von Calcidiol (25(OH)D3) dar. Es gibt die aufgenommene und in der Haut produzierte Menge an Vitamin D wieder. Ein Mangel führt beim Kind zu Rachitis und beim Erwachsenen zur Osteomalazie (Knochenerweichung). Es kommt zu einer Verbiegung der Knochenachse und Ermüdungsbrüche häufen sich.

Die Ernährungsgesellschaften empfehlen für Kinder, Jugendliche, Erwachsene, auch Schwangere oder Stillende 20 µg Vitamin D täglich. Säuglinge (0–12 Monate) sollten 10 µg/Tag zuführen. Oft werden nicht µg sondern IE (Internationale Einheiten) angegeben. Die Umrechnung lautet: 1 µg = 40 IE. Somit sollten 400 bis 800 IE Vitamin D täglich aufgenommen werden.

Welche Lebensmittel enthalten Vitamin D?

Die Vitamin-D-reichsten Lebensmittel sind Fische. Andere tierische Produkte sind wesentlich ärmer an Vitamin D. Die Leber enthält relativ viel Vitamin D. Außer in Pilzen ist in pflanzlichen Lebensmitteln wenig Vitamin D enthalten.

Nahrungsmittel, die viel Vitamin D enthalten

Nahrungsmittel	Gehalt an Vitamin D (µg/100 g)
Hering	31
Lachs	16
Aal	13
Sardine	7,5
Heilbutt	5
Thunfisch	5
Champignons	2
Rinderleber	1,7
Ei	1,7
Fleisch	1
Butter	0,75
Käse	< 1
Milch	0,03

Wie sieht die Versorgung mit Vitamin D aus?

Nach Ernährungsberichten der letzten Jahre liegen sehr viele Menschen mit ihrer Vitamin-D-Aufnahme unterhalb der Empfehlungen. Besonders häufig sind Vegetarier vom Vitamin-D-Mangel betroffen. Sie führen sich vor allem in den Wintermonaten oft nur 50 % der empfohlenen Menge zu. Jenseits des 40. Breitengrades findet man in den sonnenarmen Monaten häufig Menschen, deren Werte im Grenzbereich des Mangels liegen. Vor allem Frauen, die sich ständig verhüllen, etwa aus religiösen Gründen, aber auch dunkelhäutige Menschen sind gefährdet. Drei große Studien in Frankreich ergaben, dass über 90 % der Bevölkerung nicht den Minimalbedarf durch die Nahrung deckt. Auch in Österreich sind die Ergebnisse ähnlich.

Hat sich die Versorgungssituation geändert?

Es gibt zahlreiche Erklärungsversuche dafür, wie sich die Umstellung des Menschen vom Jäger und Sammler in Gebieten mit intensiver Sonneneinstrahlung zum sesshaften Bauern auch in weniger sonnigen Gebieten ausgewirkt haben könnte. Generell sind nur wenige Nahrungsmittel (Seefische und Innereien von Tieren) reich an Vitamin D, sodass die Hauptmenge durch eigene Produktion unter Sonneneinstrahlung gedeckt werden muss. Nun ist zu bedenken, dass beim Übergang zur Sesshaftigkeit einerseits die Vitamin-D-Produktion in der Haut durch die geringere Sonneneinstrahlung stark zurückging und andererseits tierische Lebensmittel mehr und mehr durch Getreide, also Kohlenhydrate, ersetzt wurden. Durch Veränderungen der menschlichen Lebensumstände hat sich die Versorgung mit Vitamin D verschlechtert. Die Archäologie konnte zeigen, dass in dieser Übergangsphase die Versorgungslage schlechter gewesen sein muss, weil die Körpergröße der Menschen damals zurückging.

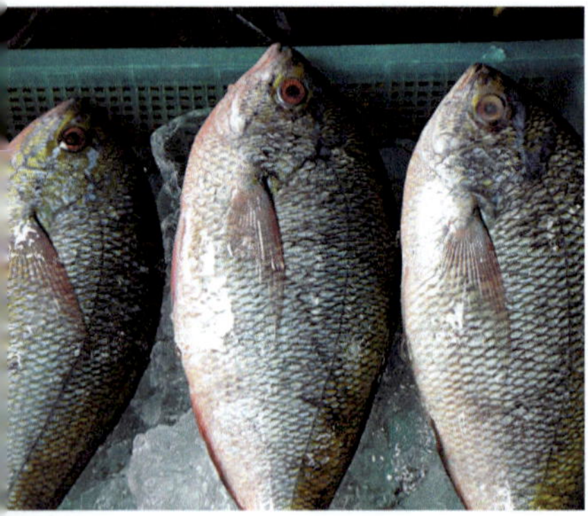
Fettreiche Fische enthalten viel Vitamin D.

Was sind die Folgen des Vitamin-D-Mangels?

Die Zunahme von Autoimmunkrankheiten könnte als Folge des Vitamin-D-Mangels erklärt werden, denn seine Bedeutung für den Gesamtorganismus geht weit über seine klassischen Aufgaben, nämlich die Regulierung des Kalzium-Haushalts, hinaus.

Es beeinflusst eine Vielzahl verschiedener Organe und Funktionssysteme. Die zellvermittelte Immunität, die eine zentrale Rolle bei der Entstehung bzw. dem Voranschreiten von Autoimmunkrankheiten spielt, wird durch den Vitamin-D-Mangel eingeschränkt. Unter Vitamin D kommt es zu einer Steigerung der Immuntoleranz. Wissenschaftler gehen davon aus, dass der Vitamin-D-Spiegel, der für ein optimales Funktionieren des Immunsystems erforderlich ist, höher liegen muss als der, welcher zur Regulation des Kalziumstoffwechsels benötigt wird.

Vitamin D und KPU

Bei Patienten mit Kryptopyrrolurie finden sich häufig erniedrigte Vitamin-D-Spiegel. Insbesondere ist 25(OH)D3, also Calcidiol vermindert. Wie oben dargestellt, beginnt die Bildung von Vitamin D in der Leber aus Cholesterin. Nach dem Transport zur Haut wird das dort entstandene Prä-Vitamin D3 wieder zurück zur Leber gebracht, wo schließlich 25(OH)D3 gebildet wird. In der Leber geschieht dies in den Mitochondrien der Zellen. An anderer Stelle wurde bereits über die Störung der Mitochondrienfunktion berichtet.

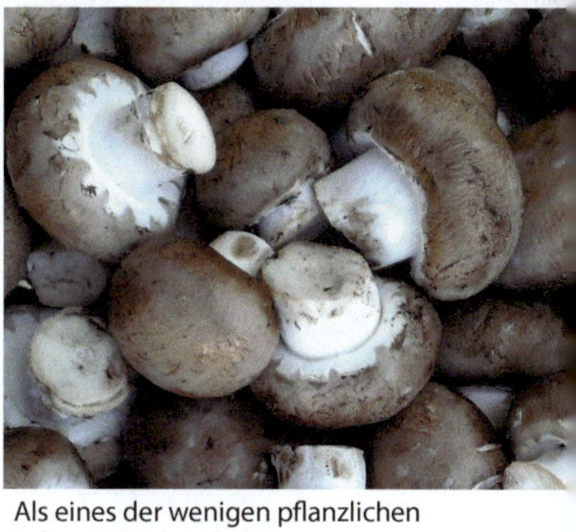

Als eines der wenigen pflanzlichen Lebensmittel enthalten Champignons Vitamin D.

Es ist anzunehmen, dass dadurch auch die Bildung von Vitamin D beeinträchtigt wird. Ein weiterer Punkt ist die überwiegend vegetarische Ernährung des Patienten mit Kryptopyrrolurie, weil Eiweiße schlecht vertragen und deshalb vermieden werden.

Die Blässe des Gesichts ist der Versuch des Körpers, den Vitamin-D-Mangel abzumildern. Die Häufung von Autoimmunerkrankungen bei Patienten mit Kryptopyrrolurie, insbesondere die Hashimoto-Thyreoiditis, ist auch als Folge des Vitamin-D-Mangels anzusehen. Alle Patienten mit Kryptopyrrolurie sollten deshalb auf einen Vitamin-D-Mangel hin untersucht werden. Eine Substitutionstherapie sollte bei einem Vitamin-D-Mangel umgehend eingeleitet werden.

Vitamin K2, Partner des Vitamin D

Vitamin D ist eine Substanz, die eine gesundheitsfördernde Wirkung auf unsere Knochen hat. Menschen mit KPU haben besonders niedrige Vitamin-D-Spiegel. Deshalb wurde ihnen geraten, Vitamin D einzunehmen. Bei Kindern und jungen Erwachsenen spielt die Knochengesundheit sicherlich noch eine geringe Rolle, aber wie ist es bei den Älteren?

Die Forschung hat jetzt das Vitamin K2 entdeckt. Überraschend war, dass es verschiedene K-Vitamine gibt, die unterschiedliche Aufgaben haben. Im Zusammenhang mit Vitamin D ist Vitamin K2 von Interesse. Es ist der Partner des Vitamin D. Immer, wenn es fehlt, gibt es bei der Vitamin-D-Gabe Probleme. Und es fehlt in Mitteleuropa immer.

Angeregt von verschiedenen Veröffentlichungen haben wir Vitamin K2 in der Praxis bei mehreren Patienten gemessen. Alle hatten tatsächlich einen Mangel! Wenn Vitamin K2 fehlt, dann verstärkt Vitamin D die Arterienverkalkung. Vitamin D holt das Kalzium aus dem Darm und das ist gut so. Aber wohin kommt dann das viele Kalzium? Es gelangt nicht nur in die Knochen, sondern bleibt auch in den Gefäßen hängen. Vitamin K2 aktiviert das Osteocalcin, das das Kalzium schließlich in die Knochen und in die Zähne transportiert. Vitamin K2 ist der stärkste heute bekannte Hemmer der Gewebeverkalkung.

Menschen mit KPU leiden häufig an Karies. Die Ursache dafür war bisher unbekannt. Eng stehende Schneidezähne sind außerdem oft aufgefallen. Irgendwie war der Kiefer zu klein geraten. Wenn die Kinder Zahnspangen bekamen, dann wurde oft überlegt, ob Zähne gezogen werden müssten, weil der Platz für alle Zähne nicht ausreichte. Es ist interessant, dass Vitamin K2 von einem Zahnarzt entdeckt wurde. Ihm waren diese Besonderheiten nämlich auch aufgefallen. Menschen, die in ihrem ganzen Leben niemals irgendeine Zahnhygiene durchgeführt hatten, besaßen ein hervorragendes Gebiss. Andere hatten ständig Karies. Wie war dies zu erklären? Dieser Zahnarzt ist in der ganzen Welt herumgefahren, um dieses Rätsel zu lösen. Er fand, dass je isolierter die Menschen, je weiter weg sie von der modernen Gesellschaft waren, desto besser war ihre Zahngesundheit.

Sie hatten ihre traditionelle Ernährung beibehalten. Erst die moderne Ernährung veränderte das Bild. Zuerst kam Karies und die Erkrankung des Zahnfleisches. Wir alle wissen, dass Zahngesundheit und Herzerkrankungen zusammenhängen. Aber er fand noch andere erstaunliche Dinge. Kinder, die noch traditionell ernährt wurden, hatten breite Kiefer mit ausreichend Platz für die Zähne. Erst die moderne Ernährung verengte die Zahnreihe. Auch die Symmetrie des Gesichtes stimmte nicht mehr. Die Kiefer hatten nicht mehr die Breite der Stirn, denn so war es bisher gewesen. Das untere Gesichtsdrittel ist also in seiner Entwicklung stecken geblieben.

Viele Untersuchungen der Nahrungsbestandteile traditioneller Ernährungsweisen in den 30er-Jahren des letzten Jahrhunderts ergaben, dass diese Nahrung ein Vielfaches an fettlöslichen Vitaminen gegenüber der modernen Ernährung aufwies. Man isolierte aus der Nahrung einen fettlöslichen Faktor, der erst 2007 als Vitamin K2 erkannt wurde.

Im Laufe der Zeit wurden weitere positive Wirkungen von Vitamin K2 entdeckt. Die Zähne sind nur ein Symptom, das eben leicht für alle erkennbar ist. In Wirklichkeit ist der gesamte Körper vom Vitamin-K2-Mangel betroffen.

Wenn es ein Vitamin K2 gibt, dann sollte es auch ein Vitamin K1 geben. Genauso ist es. Damit sind wir in unserer modernen Ernährung mit Gemüse und Salate gut versorgt, es gibt also keine Defizite. Vitamin K1 ist ein wichtiger Faktor für die Blutgerinnung und die funktioniert bei allen Menschen zuverlässig. Wenn nicht, dann sind andere Ursachen dafür verantwortlich. Die Umwandlung von Vitamin K1 in K2 funktioniert bei uns Menschen nicht, im Gegensatz zu vielen Tieren, insbesondere den Wiederkäuern. Vitamin K2 kann im Körper auch nur in geringem Maß gespeichert werden.

Ein wesentlicher Faktor, der zu dem fortschreitenden Mangel unserer Ernährung an Vitamin K2 beiträgt, ist die veränderte Tierhaltung. Es fehlt das Grünfutter. In der industrialisierten Landwirtschaft sind die Tiere in den Ställen und werden mit Getreide gefüttert, das nur geringe Mengen an Vitamin K1 enthält und somit entsteht auch wenig Vitamin K2.

Das Nahrungsmittel mit dem höchsten Gehalt an Vitamin K2 ist Natto, fermentierte Sojabohnen aus Japan. Sie sind wegen ihres Geschmacks etwas gewöhnungsbedürftig. Es sind Bakterien, die Natto erzeugen. In Europa ist Natto schwer zu bekommen, viele Vitamin-K2-Kapseln werden aus Natto gewonnen. Es schmeckt ähnlich wie Blauschimmelkäse. Auch für Veganer ist es geeignet. Die Japaner essen Natto schon lange und es gibt erstaunliche Geschichten dazu, die aber den Rahmen eines Ratgebers sprengen würden. Dort, wo Natto häufig gegessen wird, gibt es weniger Frakturen.

Wieviel Vitamin K2 brauchen wir?

Vitamin K2 hat keine bekannte Toxizität. Es gibt zwei Arten von Vitamin K2 – tierisches und pflanzliches (bakterielles). Die beiden Arten haben verschiedene Namen: MK-4 ist das tierische, MK-7 das bakterielle. MK-7 ist leichter zu bekommen, denn MK-4 ist sehr teuer und hat nur eine kurze Halbwertszeit. Besser ist also MK-7! Die Produkte werden aus Natto hergestellt. Sie müssen nur einmal am Tag eingenommen werden. In der Regel reichen 200 µg Vitamin K2 täglich. Es wird empfohlen, es zum Essen einzunehmen. Wer gleichzeitig Marcumar zur Blutverdünnung einnimmt, muss seine Blutwerte öfter kontrollieren lassen oder auf die neuen blutverdünnenden Medikamente wechseln.

Wir wissen inzwischen, wie wichtig Vitamin D für unsere Gesundheit ist. Vor allem wegen der Gefahr einer Osteoporose wird es vielen Nahrungsmitteln zugesetzt: von Multivitaminpräparaten über Orangensaft bis zu Nudeln.

Leider nimmt die Zahl der Herzinfarkte damit zu, weil sich das Kalzium auch in den Blutgefäßen sammelt, anstatt unsere Knochen aufzubauen. Das konnte eindeutig bei Langzeitstudien nachgewiesen werden: Kalzium verhärtet Gefäße. Ist es also gefährlich, Vitamin D zu substituieren?

Die Lösung dieses Problems besteht aber nicht darin, einfach wieder auf Vitamin D zu verzichten, sondern den Partner des Vitamin D, nämlich Vitamin K2, mit einzubeziehen. In der folgenden Tabelle ist das derzeitige Wissen über Vitamin K2 zusammengefasst.

Derzeit bekannte Wirkungen von Vitamin K2

Körperbereich	Wirkung
Altern allgemein	Verlangsamung des Alterungsprozesses
Koronare Herzkrankheit	Hemmung der Gefäßverkalkung
Osteoporose	Abnahme der Osteoporose
Demenz	Verzögerung der Demenz
Faltenbildung	Verzögerung der Faltenbildung
Diabetes mellitus	Abnahme der Insulinresistenz
Arthritis	Verzögerung von Gelenkschäden
Gehirn	Verhinderung von Schäden
Krebs	Abnahme von Lungen- und Prostatakrebs
Niere	Abnahme von Dialysen
Schwangerschaft	Verbesserung der Spermienqualität
Zähne	Abnahme von Karies

KPU und Zink

Kann die Zinkaufnahme verbessert werden?

Patienten mit Kryptopyrrolurie haben verminderte Zinkspiegel im Blut. Das ist die Folge einer vermehrten Ausscheidung von Zink über den Urin durch die Bindung an Kryptopyrrol. Die biologische Bedeutung von Zink ist sehr groß. Für Menschen, Tiere, Pflanzen und Mikroorganismen ist Zink essenziell. Bisher sind mehr als 200 Enzyme bekannt, deren Aktivität unmittelbar vom Zink abhängig ist.

Der Körper enthält 2–3 g Zink. Die höchsten Konzentrationen von Zink finden sich im Knochen, in der Haut, der Leber, den Muskeln und im Hoden. Der Zinkgehalt bei Frauen soll etwas niedriger sein

Zinkgehalt in Nahrungsmitteln

Einteilung	Zinkgehalt (mg/100 g)	Nahrungsmittel
sehr zinkreich	11–25	Austern, Weizenkeime
zinkreich	5–10	Fleisch und Innereien
mäßig zinkreich	2,5–4,9	Eier, Milch, Käse, Vollkornbrot
zinkarm	< 2,5	Obst, Gemüse, Weißbrot

als bei Männern. Im Allgemeinen enthalten tierische Nahrungsmittel mehr Zink als pflanzliche. Viele Wissenschaftler bezweifeln deshalb, dass die empfohlene tägliche Zufuhr bei streng vegetarischer Kost erreicht werden kann. Für eine verringerte Zinkaufnahme verantwortlich sind Ballaststoffe, Tannine, Oxalate und vor allem Phytate, denn sie bilden einen unlöslichen Komplex; auch der hohe Kalziumgehalt in pflanzlichen Nahrungsmitteln spielt eine Rolle.

Der Gehalt an Zink im Körper entspricht in etwa dem von Eisen. Während jedoch das Eisen hauptsächlich in den roten Blutzellen konzentriert ist, ist Zink auf viele Gewebe verteilt.

Zink wird im Dünndarm aufgenommen. Dabei ist Metallothionein beteiligt, ein Protein, das zweiwertige Metall-Ionen bindet. Neben Zink bindet es auch Kupfer mit noch höherer Affinität. Nach dem Durchtritt durch die Dünndarmschleimhaut wird Zink an Albumin gebunden.

Normalerweise wird Zink über den Stuhl ausgeschieden, ein Teil des Zinks stammt aus der Bauchspeicheldrüse. Über die Nieren werden normalerweise nur geringe Mengen ausgeschieden. Insgesamt beträgt die Zinkausscheidung etwa 0,5 mg am Tag.

Die in den Oasengebieten des Irans und Ägyptens beobachteten Zinkmangelsymptome beruhen im Wesentlichen darauf, dass in dem dort gegessenen Brot reichlich Phytate enthalten sind. Darüber hinaus ließen sich bei entzündlichen Darmerkrankungen wie Colitis ulcerosa, Morbus Crohn sowie nach Darmresektionen Zinkmangelerscheinungen nachweisen. Starkes Schwitzen kann eine Zinkverarmung verstärken. Auch eine Schwangerschaft kann zu einem Zinkmangel führen, weil verstärkt Kupfer aufgenommen wird. Auch nach einer Operation kann es vorübergehend zu einem Abfall der Zinkkonzentration kommen. Eine orale Therapie mit Zink wird am besten mit Zinkaspartat, Zinkorotat oder Zinkgluconat durchgeführt. Eine proteinreiche Kost erhöht die Verfügbarkeit von Zink für die Resorption im Dünndarm. Insbesondere an tierisches Eiweiß gebundenes Zink wird gut aufgenommen. Wird längere Zeit Zink gegeben, muss der Kupferspiegel kontrolliert werden.

Versorgung mit Zink

Die Nationale Verzehrstudie in der Bundesrepublik Deutschland mit 23 000 Teilnehmern zeigte, dass kaum ein Bundesbürger auf den ohnehin niedrigen Minimalwert der Deutschen Gesellschaft für Ernährung (DGE) kam. Studien in Frankreich haben ergeben, dass 80 % der Männer und 90 % der Frauen nicht die Minimalwerte für Zink erreichten.

Interaktionen

Verminderte Zinkaufnahme

- Darmerkrankungen, vor allem Entzündungen wie Morbus Crohn und Colitis ulcerosa
- Abführmittel
- Durchfall
- Lebererkrankungen
- Bauchspeicheldrüsenerkrankungen
- Ernährungsgewohnheiten wie vegetarische Ernährung
- Gleichzeitige Zufuhr von Kalzium, Phosphat, Oxalsäure, Phytin
- Chronische Infektionen
- Chronische Entzündungen wie Rheuma
- Alkohol

Interaktionen zwischen Zink und speziellen Nährstoffen

Nährstoff	Interaktion	Auswirkung auf den Zinkgehalt des Körpers	
Aminosäuren	Zinkaufnahme (Darm)	▲	
Ballaststoffe	Zinkaufnahme (Darm)		▼
Chrom	Zinkaufnahme (Darm)		▼
Zitrat	Zinkaufnahme (Darm)	▲	
Cystein	Zinkaufnahme (Darm)	▲	
Eisen	Zinkaufnahme (Darm)		▼
Kalzium	Zinkaufnahme (Darm)		▼
Koffein	Zinkaufnahme (Darm)		▼
Kupfer	Zinkaufnahme (Darm) Zinkausscheidung (Niere)		▼
Nickel	Zinkaufnahme (Darm)		▼
Phosphat	Zinkaufnahme (Darm)		▼
Phytate	Zinkaufnahme (Darm)		▼
Vitamin A	Zinkaufnahme (Darm)	▲	
Vitamin B2	Zinkaufnahme (Darm)	▲	
Vitamin B6	Zinkaufnahme (Darm)	▲	

Einnahmeempfehlungen

Weil der Zinkmangel durch die Nahrung nicht ausgeglichen werden kann, müssen Sie zusätzlich Zink einnehmen. Nehmen Sie Zink unabhängig von den Mahlzeiten ein.

Kombinieren Sie die Einnahme von Zink mit Vitamin B6, weil das Vitamin B6 die Aufnahme stark verbessert. Verteilen Sie die Tagesmenge auf zwei Einzeldosen. Organische Zinkverbindungen wie Zinkglukonat oder Zinkorotat besitzen eine bessere Bioverfügbarkeit als anorganische Zinkverbindungen wie Zinksulfat, das bedeutet eine bessere Zinkaufnahme. Auch die Verträglichkeit organischer Zinkverbindungen ist besser.

Interaktionen zwischen Zink und Medikamenten

Medikament	Interaktion	Auswirkung auf den Zinkgehalt des Körpers	
Alkohol/alkoholhaltige Medikamente	Zinkaufnahme (Darm)		▼
Aminoglykoside	Zinkausscheidung (Niere)		▼
Antazida	Zinkaufnahme (Darm)		▼
Antibiotika	Zinkaufnahme (Darm)		▼
Diuretika	Zinkausscheidung (Niere)		▼
Kortison	Zinkausscheidung (Niere)		▼
„Pille"	Zinkspiegel im Blut		▼
ACE-Hemmer (RR-Senker)	Zinkausscheidung (Niere)		▼
H_2-Blocker	Zinkaufnahme (Darm)		▼

KPU und Eisen

Viele Patienten mit KPU leiden nicht nur an einem Zinkmangel, auch das Eisen im Körper ist oft vermindert. Was sind die Ursachen? Um die Zusammenhänge besser zu verstehen, sollte man sich mit der Frage befassen, wie Eisen vom Körper aus der Nahrung aufgenommen wird.

Eisenaufnahme und Verteilung

Das Gesamtkörpereisen beträgt bei Männern 3,5 g und bei Frauen 2,5 g. Dieser Unterschied beruht auf der Körpergröße, dem Vorhandensein des männlichen Hormons Testosteron und dem Mangel an Speichereisen bei Frauen aufgrund des Eisenverlustes während der Regelblutung und durch eine Schwangerschaft. Etwa 60 % des Eisens befindet sich im Hämoglobin und 5 % im Myoglobin der Muskulatur. Über 35 % des Körpereisens befindet sich in den Speicherformen Ferritin und Hämosiderin.

Eisen im menschlichen Organismus liegt einerseits als ionisiertes Eisen Fe^{2+} und Fe^{3+} als sogenanntes Nichthäm-Eisen vor, andererseits als Hämeisen oder Eisen-Protoporphyrin. Es fällt auf, dass der Körper eine ganze Reihe von Eisen bindenden Eiweißstoffen besitzt, die zur Eisenregulation benötigt werden.

Ferritin dient der Eisenspeicherung in der Zelle. Zwischen dem Ferritinspiegel im Blut und dem Eisenbestand des Körpers besteht ein Zusammenhang. Hämosiderin ist die zweite Speicherform des Eisens in der Zelle. Transferrin ist das Transporteiweiß für Eisen im Blut. Pro Molekül werden zwei Fe^{3+}-Ionen gebunden. Bei gesunden Menschen sind die Bindungsstellen des Transferrins für Eisen nicht vollständig besetzt. Die Sättigung liegt zwischen 20 und 40 %.

Die Aufnahme des Eisens erfolgt im oberen Dünndarm. Sie hängt sowohl von der Art des Eisenmoleküls als auch von gleichzeitig dazu aufgenommenen Substanzen ab. Die Eisenresorption ist am effektivsten, wenn die Nahrung an Häm gebundenes Eisen, also Fleisch, enthält. Nichthäm-Eisen wird vom Magensekret zu Fe^{2+} reduziert. Während Vitamin C die Aufnahme von Nichthäm-Eisen steigert, beeinträchtigen andere Stoffe wie Phytate, Polyphenole, Tannine oder Antibiotika die Aufnahme von Eisen.

Für das Verständnis der Eisenaufnahme im Darm muss kurz der Aufbau der Darmschleimhaut (Mukosa) betrachtet werden. Die Darmschleimhaut besteht aus Vertiefungen (Krypten) und zottenförmigen Ausstülpungen (Villi). Die Mukosa-Zelle entsteht an der Basis der Krypten und wandert zur Spitze der Villi, wo sie durch Abstoßung dann beseitigt wird. Die Darmschleimhaut wird dadurch fortlaufend erneuert. Bei dieser Wanderung verändern die Zellen ihre biochemischen Eigenschaften. Die Zellen der Krypten bilden keine Verdauungsenzyme und keine Transporter für die Resorption. Diese werden aber zunehmend bei der Wanderung zur Zottenspitze gebildet.

Für die Eisenaufnahme gibt es zwei Transporter. Zuerst werden die Fe^{3+}-Ionen des Darminhaltes zu Fe^{2+} reduziert, vom ersten Transporter, er heißt DMT-1, aufgenommen und über den zweiten Transporter (Ferroportin) an das Transferrin des Blutes weitergereicht. Bei Eisenmangel ist so eine Steigerung der Resorptionsrate auf das Fünffache möglich. Die Synthese von Transferrin steigt bei Eisenmangel an. Das Knochenmark ist das Hauptziel des aufgenommenen Eisens. Für die Hämoglobin-Synthese in den Vorstufen der roten Blutkörperchen (Erythrozyten) werden täglich 25 mg Eisen benötigt. Diese Menge übersteigt bei Weitem die pro Tag aufgenommene Eisenmenge, die bei etwa 2 mg liegt. Es findet deshalb eine Wiederverwendung des Eisens der Erythrozyten statt. Sie werden nach etwa 100 Tagen abgebaut, das Eisen wird dem Knochenmark wieder zugeführt.

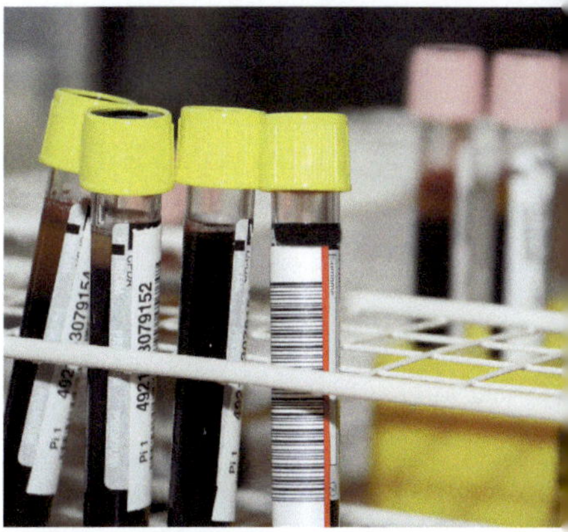
Die Aufnahme von Eisen kann durch die Gabe von Vitamin C verbessert werden.

Für ein Gleichgewicht des systemischen Eisens ist die Koordination der Eisenaufnahme aus der Nahrung, der Eisenspeicherung in der Leber und des Eisenverbrauchs bei der Bildung der roten Blutkörperchen erforderlich. Eine Regulatorsubstanz, die das Zusammenwirken der verschiedenen Organe und die Anpassung des Eisenstoffwechsels an äußere Bedingungen steuert, ist der in der Leber gebildete und an das Blut abgegebene Eiweißstoff Hepcidin. Bei Eisenzunahme im Blut oder auch bei bakteriellen Entzündungen wird die Synthese von Hepcidin gesteigert, bei Sauerstoffmangel und bei gesteigerter Neubildung roter Blutkörperchen wird sie vermindert. Hepcidin bildet mit Ferroportin einen Komplex, der von den Zellen wieder abgebaut wird. Die Folge ist eine Einschränkung des Transfers von Eisen aus den Zellen ins Blut, besonders aus den Mukosazellen.

John Kamsteeg, Biochemiker und Gründer des Klinisch Ecologisch Allergie Centrums (KEAC), Weert (Niederlande), hat schon früher darauf hingewiesen, dass Patienten mit Kryptopyrrolurie mit erniedrigtem Ferritin und erhöhtem Transferrin, also Patienten mit einem chronischen Eisenmangel, schlecht auf Eisengaben reagieren, das heißt, dass durch die Einnahme von Eisenpräparaten kein wesentlicher Anstieg des Ferritins festgestellt werden konnte. Erhielten diese Patienten aber Vitamin B6, war der Effekt deutlich besser. Außerdem stört das Eisen die Aufnahme des gleichzeitig eingenommen Zink.

Hasan Kulaksiz, Privatdozent an der Universität Ulm, dessen Forschungsgebiet Hepcidin ist, kann sich nicht vorstellen, dass ein Vitamin-B6-Mangel Hepcidin hochreguliert und so die Aufnahme von Eisen verhindert. Allerdings gibt es bislang keine Untersuchungen zu diesem Thema.

Es sind also weitere Untersuchungen zum Thema KPU und Eisen erforderlich. Falls es unter der Therapie mit Vitamin B6 zu keinem signifikanten Anstieg des Ferritins kommt und eine Anämie (Blutarmut) vorliegt, kann rasch eine Normalisierung des Blutbildes durch Eiseninfusionen erreicht werden. Wir haben in unserer Praxis mit dieser Vorgehensweise gute Erfahrungen gemacht.

KPU, Mangan und die Superoxiddismutase

Menschen mit Kryptopyrrolurie leiden an einem Mangel an Mangan, weil Mangan zusammen mit Zink und Vitamin B6 verstärkt mit dem Urin ausgeschieden wird. Mangan wirkt im menschlichen Körper als Spurenelement und hat wichtige Aufgaben im Stoffwechsel. Eigentlich ist Mangan (Mn) ein Metall, das nach Eisen am häufigsten auf der Erde vorkommt. Es liegt allerdings nie als reines Metall vor, sondern immer als Verbindung in Mineralien wie MnO_2, Braunstein genannt. Der menschliche Körper enthält etwa 20 bis 30 mg Mangan, der größte Anteil befindet sich in den Knochen. Die Aufnahme erfolgt im Dünndarm. Lebensmittel pflanzlicher Herkunft sind reich an Mangan wie Getreide, Haferflocken, Soja, Nüsse, Hülsenfrüchte und Keimlinge.

Welche Funktionen erfüllt Mangan im Körper?

- Antioxidans: Das Enzym Superoxiddismutase (SOD) ist ein Schutz gegen freie Sauerstoffradikale.
- Kollagenbildung: Manganhaltige Enzyme unterstützen den Aufbau von Kollagen (Gewebseiweiße).

- Neurotransmitter (Botenstoffe im Gehirn): Mangan ist an der Aktivität dieser Botenstoffe beteiligt.
- Stoffwechsel: Der Zucker- und Fettstoffwechsel ist manganabhängig, es wird zusammen mit Vitamin B1 und Vitamin H gebraucht.
- Hormone: Die Sexualhormone werden mit manganhaltigen Enzymen gebildet.
- Histamin: Mangan fördert den Abbau von Histamin und vermindert seine Freisetzung.
- Blutgerinnung: Zusammen mit Vitamin K reguliert Mangan die Blutgerinnung.

Superoxiddismutasen

Sauerstoffradikale wie z. B. Superoxid entstehen als normale Zwischenprodukte im Stoffwechsel. Sauerstoffradikale sind sehr reaktiv und greifen sofort biochemische Strukturen wie Zellwände oder Enzyme an. Um sich zu schützen, verfügen die Zellen über antioxidative Enzyme wie die Superoxiddismutasen, die Katalase und die Glutathionperoxidase. Diese inaktivieren rasch alle toxischen Sauerstoffradikale.

Unter pathologischen Bedingungen, wie z. B. bei Entzündungen, steigt die Menge an Sauerstoffradikalen sehr stark an, sodass viel mehr antioxidative Enzyme benötigt werden.

Die Superoxiddismutase überführt Superoxid in Wasserstoffperoxid, das durch die Katalase dann zu Wasser abgebaut wird. Fehlt die Superoxiddismutase, kommt es zu schweren Schäden an der Zellmembran.

Der menschliche Körper verfügt über zwei Superoxiddismutasen. Eine kupfer-/zinkhaltige im Zytoplasma (Cu/Zn-SOD) und eine manganhaltige in den Mitochondrien (Mn-SOD), wo im Rahmen der Atmungskette die meisten Sauerstoffradikale entstehen. Sie wurde 1970 entdeckt. Bei Entzündungen wird nur die Mn-SOD aktiviert, nicht aber die Cu/Zn-SOD.

Wie schon erwähnt, leidet der Patient mit Kryptopyrrolurie unter einem Zink- und Manganmangel. Das bedeutet, dass die Aktivität der beiden Superoxiddismutasen eingeschränkt ist. Dies macht sich besonders dann bemerkbar, wenn rasch eine größere Menge an Radikalen beseitigt werden muss. Infektionen, vor allem durch Viren, aber auch eine sportliche Betätigung sind Beispiele dafür. Die Patienten brauchen viel länger zur Erholung. Die nicht beseitigten Radikale schädigen die Zelle, vor allem die Mitochondrien. Die Folge ist eine Verzögerung der Energiebereitstellung mit nachfolgendem Energiemangel. Aber auch degenerative Prozesse nehmen zu, der Alterungsprozess beschleunigt sich.

Zusammenfassung

Ernährung, Vitamine, Mineralstoffe und Spurenelemente	
Fruktose	Aufnahmestörung für Fruchtzucker, deshalb fruktosereduzierte Ernährung erforderlich. Erhöhte Leberwerte normalisieren sich wieder durch eine Diät und der Blähbauch geht zurück.
Vitamin D	Es besteht ein Vitamin-D-Mangel. Die Sonne reicht in Mitteleuropa nicht für normale Vitamin-D-Spiegel aus. Empfohlen wird eine tägliche Vitamin-D-Zufuhr von 3000 IE.
Vitamin K2	Es besteht ein Vitamin-K2-Mangel. Unsere Nahrung enthält allerdings immer weniger Vitamin K2. Dieses Vitamin ergänzt das Vitamin D und bringt das Kalzium in den Knochen und in die Zähne.
Vitamin B6	Ist ein Katalysator bei vielen Stoffwechselprozessen: Eiweiße, Botenstoffe, Entgiftung, Immunsystem, Hormone. Ein Mangel an B6 ist von großem Nachteil für den Körper.
Mangan	Spurenelement für den Aufbau von Häm und viele andere Stoffe, Hormone und Botenstoffe, Zuckerstoffwechsel, Aufbau von Knorpel und Bindegewebe.
Zink	Unentbehrliches Spurenelement und Katalysator für über 300 chemische Reaktionen in Körper, Haut, Haaren, Hormonen, Immunsystem, Botenstoffen, Wachstum und Zuckerstoffwechsel, Alkoholabbau usw.
Progesteron	Frauen mit KPU/HPU weisen oft erniedrigte Progesteronspiegel auf. Dies führt zu Wassereinlagerungen, Stimmungsschwankungen, Zystenbildung in der Brust, Gebärmuttermyomen, unregelmäßigen Zyklen und zur Gewichtszunahme.
Vitamin B3	Ein Mangel führt zu Hautveränderungen am Handrücken und den Handinnenseiten mit Schuppung und Einrissen. Gleichzeitig besteht Durchfall und Müdigkeit.
Gluten	Es besteht eine Glutensensitivität. Dafür gibt es keinen Blutwert. Das Immunsystem wird dadurch aktiviert und es fühlt sich an wie bei einem grippalen Infekt.

Therapie und Ausleitung

Therapie

Hier die Aussagen von drei Patienten nach Beginn der Therapie.

1. „Am schnellsten haben meine ständigen Muskelschmerzen nachgelassen. Das war so nach 2–3 Wochen. Ich hatte dann immer noch ein paar Mal kurze Schmerzattacken, bis sie endgültig weggeblieben sind. Ich bin morgens wacher, komme besser aus dem Bett. Bei der Arbeit habe ich festgestellt, dass ich verschiedene Arbeiten besser verbinden kann und nicht an einer Arbeit bleiben muss, um sie abschließen zu können. Mein Gedächtnis ist besser. Wenn ich auf dem Gang einen Kollegen treffe, kann ich gleich bestimmte Projekte ansprechen. Meine Kontrollzettel am PC sind weniger geworden. Ich bin ausgeglichener, wenn ich abends heimkomme, und kann mich noch gut den Kindern widmen. Die Therapie hat mir gut geholfen."

2. „Ich glaube, dass es noch lange dauern wird, bis es mir wirklich gut gehen wird. Vielleicht habe ich auch noch andere Stoffwechselprobleme. Meine morgendliche Übelkeit besteht unverändert. Auch die Müdigkeit ist noch sehr stark, vielleicht etwas weniger, aber nicht viel. Ich gerate sehr schnell unter Stress, habe starke Stimmungsschwankungen. Vielleicht ist mein Bauch nach dem Essen nicht mehr ganz so stark gebläht. Meine Familie ist verständnisvoller geworden, seit sie weiß, dass alles nicht meine Schuld ist. Ich darf den Kopf nicht hängen lassen."

3. „Mein Sohn ist ein viel besserer Schüler geworden. Er meldet sich jetzt sogar im Unterricht. Die Lehrerin ist ziemlich erstaunt darüber. Seine Fressattacken hat er nicht mehr, er hat auch etwas abgenommen. Er geht auch wieder zu seinen Kumpels, dafür kommt er jetzt manchmal mit blauen Flecken heim nach dem Fußballspielen. Wir sind alle froh darüber, es war ja mit ihm nicht mehr auszuhalten."

Wie man sieht, erfordert die Therapie Geduld.

Bei der Therapie von Kryptopyrrolurie gehe ich in drei Schritten vor. Zunächst muss das Mikronährstoffdefizit ausgeglichen werden, im zweiten Schritt werden Folgeerkrankungen behandelt und im dritten Schritt muss versucht werden, die Mitochondropathie zu bessern.

Ausgleich des Mikronährstoffdefizits an Vitamin B6, Zink und Mangan

Die ersten Empfehlungen stammen von *Carl C. Pfeiffer*. Er hat viele Patienten mit Kryptopyrrolurie behandelt und den Krankheitsverlauf beobachtet. Er gab folgende Therapieempfehlung:

- Morgens Vitamin B6 in einer Dosis bis 2000 mg
- Zinkglukonat morgens und abends 30 mg
- Manganglukonat morgens und abends 10 mg

Seine Therapieerfolge waren sehr gut, die Dosierungsempfehlungen sind allerdings sehr hoch. Er schrieb 1985: „The rehabilitation rate varies with the actual diagnosis so that we find in pyrroluria 100 % rehabilitation.“

Heute ist die Therapie einfacher geworden, da in der Regel Kombinationspräparate benutzt werden. Sie enthalten alle drei Substanzen. Es gibt unterschiedliche Dosierungen. Kontrovers diskutiert wird die Frage, ob das aktivierte Vitamin B6, nämlich Pyridoxal-5-Phosphat, Vorteile gegenüber Pyridoxin-HCl besitzt. Durch Zugabe von Vitamin B2 (Riboflavin) wird nämlich Vitamin B6 im Körper aktiviert.

Zu Beginn der Therapie hat die Behandlung mit aktiviertem Vitamin B6 eher Nachteile, da es sehr stark auf das Gehirn wirkt und zu Kopfschmerzen und Unruhe führen kann, sodass der Kapselinhalt oft auf zwei bis drei Tage aufgeteilt werden muss. Eine vermehrte Übelkeit wurde beobachtet. Auch Albträume können auftreten. Leider gibt es Patienten, die selbst geringe Dosierungen nicht einnehmen können, da heftige Nebenwirkungen auftreten. Für diese Menschen müssen die Substanzen einzeln gegeben werden, wobei mit der Einnahme von Zink begonnen wird. Auch die Zinkdosis sollte eher niedrig gewählt werden und dann langsam gesteigert werden. Wenn das Zink gut vertragen wird, erfolgt die Zugabe von Mangan. Zum Schluss wird schließlich noch das Vitamin B6 hinzugefügt. Es sollte, wie auch die Kombinationstherapie, morgens eingenommen werden, um den Nachtschlaf nicht zu stören. Wichtig zu wissen ist, dass die Dosierung der Medikamente nach der klinischen Symptomatik erfolgen muss, da keine Laborwerte zur Verfügung stehen, die den Krankheitsverlauf richtig charakterisieren. Bereits kurze Zeit nach Therapiebeginn verschwindet nämlich das Kryptopyrrol wieder aus dem Urin und ist somit nicht mehr messbar. Eine Überprüfung von Zink, Mangan, Vitamin B6 oder Kupfer ist nicht sinnvoll, weil die Konzentration im Blut nicht mit den tatsächlichen Verhältnissen in den Zellen übereinstimmt. Wenn doch eine Messung erfolgen soll, dann käme eine Vollblutanalyse im Heparin-Blut in Frage.

Beispiele für Kombinationspräparate sind (die Liste erhebt keinen Anspruch auf Vollständigkeit):

- Depyrrol®
- Kryptosan He®
- Pyridoxin-Komplex forte®

Meist tritt nach einer Behandlungszeit von drei bis vier Monaten eine Besserung der Beschwerdesymptomatik ein. Der Patient wirkt ausgeglichener und stabiler. Muskelschmerzen und Magen-/Darmbeschwerden nehmen ab. Auch die Blutzuckerschwankungen werden geringer. Die Blutbildveränderungen lassen sich schließlich nicht mehr nachweisen. Die Müdigkeit und die Konzentrationsstörungen bessern sich. Die Behandlung muss aber über weitere Monate fortgeführt werden. Es kann sein, dass die Therapie intensiviert werden muss, weil der Erholungsprozess zu langsam fortschreitet. Die Dosierung der Mikronährstoffe wird dann weiter gesteigert.

Etwa nach einem Jahr haben viele Patienten sich so weit stabilisiert, dass sie sich überlegen, ob sie die Therapie reduzieren oder ganz beenden können, weil es ihnen gut geht. Das muss dann individuell entschieden werden und ist auch stark von den Begleiterkrankungen und der Lebenssituation abhängig. Immer wieder kommt es vor, dass die Patienten bereits nach kurzer Zeit wieder mit der Therapie beginnen müssen, weil erneut eine Verschlechterung eingetreten ist.

Behandlung der Folgeerkrankungen

Histamin

Bei einem unkomplizierten Verlauf ist es nicht nötig, das Histamin bestimmen zu lassen. Allerdings ist bei etwa 40 % aller Patienten der Histaminspiegel vermindert (Histapenie). Etwa 10 % der Patienten weisen erhöhte Histaminspiegel auf (Histadelie). *Carl C. Pfeiffer* hat viele Patienten mit Störungen des Histaminspiegels untersucht. Von ihm stammen diese Therapieempfehlungen. Der Einsatz von Mikronährstoffen steht im Vordergrund.

Histapenie (Histaminmangel)

- Niacin (Nicotinamid, Vitamin B3, PP-Faktor) 100 mg morgens und abends
- Folsäure 1 mg morgens
- Vitamin B12 wöchentlich parenteral 1000 µg
- L-Tryptophan 500–1000 mg vor dem Schlafengehen
- Eiweißreiche Ernährung

Histadelie (Histaminüberschuss)

- Methionin 500 mg morgens und abends
- Kalziumglukonat 500 mg morgens und abends
- Kohlenhydratreiche, eiweißarme und histaminarme Ernährung
- Keine Folsäure

Gluten

Manche Patienten mit Kryptopyrrolurie scheinen an einer sogenannten latenten Zöliakie zu leiden.

Sie weisen dann Gliadin-Antikörper vom IgG-Typ auf. IgA-Antikörper fehlen wegen des IgA-Mangels. Die tiefe Duodenumbiopsie ist dagegen in der Regel unauffällig. Die Patienten leiden an starken Blähungen, manchmal auch an Durchfällen. Eine Gewichtsabnahme fehlt. Bei diesen Patienten reicht es dann, dass sie lediglich die Menge an Gluten reduzieren. Sie müssen keine strenge Diät wie bei der klassischen Zöliakie einhalten. Ich empfehle den Patienten z.B., nicht am selben Tag Teigwaren und Brot zu essen. Reis, Mais, Hafer oder Kartoffeln spielen dabei keine Rolle.

Es gibt allerdings auch Patienten mit Kryptopyrrolurie, die ganz auf glutenhaltige Lebensmittel wie Weizen, Roggen, Gerste und Dinkel verzichten müssen, um ganz beschwerdefrei zu werden. Hafer kann allerdings problematisch sein, wenn Verunreinigungen durch Weizen, Roggen oder Gerste durch die Getreidemühle bestehen. Dies betrifft kommerziell hergestellte Produkte. Selbst bearbeitete Haferprodukte sind unproblematisch. Sogenanntes verstecktes Gluten findet sich in Fertigsuppen, Kakaomixgetränken, Eiscreme, Gewürzsoßen, Senf, Salatdressings, Früchtejoghurt und vielen anderen Produkten. Seit 2005 ist die Kennzeichnung von glutenhaltigen Lebensmitteln Pflicht. Es wird vermutet, dass der Manganmangel als Ursache für das Auftreten der Beschwerden verantwortlich ist. Dies bedeutet, dass durch die Therapie mit Mikronährstoffen, die Mangan enthalten, diese Problematik im Verlauf der Behandlung an Bedeutung verliert und die Ernährungseinschränkungen langsam gelockert werden können.

Fruktose

Patienten mit Kryptopyrrolurie können an einer Fruktoseintoleranz leiden. Der Zinkmangel dieser Patienten führt zu einer verminderten Funktionsfähigkeit der Aldolase B in der Leber und somit zu einer geringeren Umwandlung von Fruktose in Glukose. Der Glukosemangel führt schließlich zur rascheren Unterzuckerung mit den entsprechenden Beschwerden wie Hungergefühl, Zittern, Kopfschmerzen, Müdigkeit, Depression und Schwitzen. Gleichzeitig kommt es reaktiv durch den erhöhten Fruktosespiegel zu einer vermehrten Insulinausschüttung, wodurch der Glukosespiegel weiter abfällt und die Symptome verstärkt.

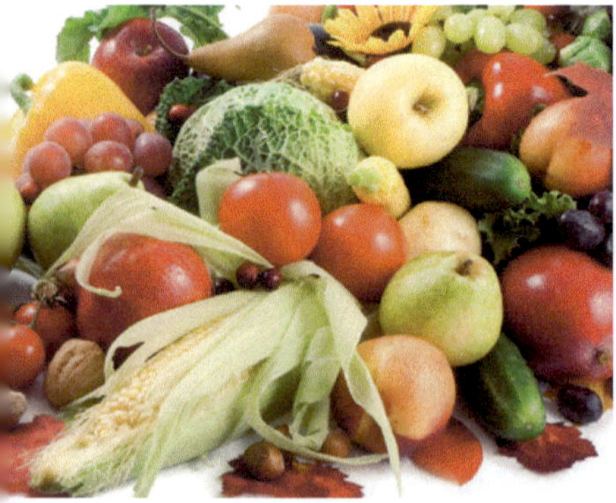

Bei einer Fruktosemalabsorption sollte die Aufnahme von Fruktose eingeschränkt werden.

Aber auch der GLUT-5-Transporter in der Darmwand, durch den die Fruktose in die Blutbahn gelangt, scheint nicht richtig zu funktionieren, da der Fruktosegehalt im Dünndarm zunimmt und schließlich zur Malabsorption von Fruktose führt. Es ist bisher nicht klar, ob auch hier der

Zinkmangel, die verminderte Schilddrüsenfunktion oder auch ein Folsäuremangel, der immer wieder bei Patienten mit Fruktoseintoleranz gefunden wird, für diese Beschwerden als Ursache infrage kommt. Blähbauch, Bauchschmerzen und breiige Stühle sind die Folge. Eine gleichzeitige Glutenüberempfindlichkeit oder eine Laktoseintoleranz können die Beschwerden verstärken.

Wie sieht die Ernährung aus?

Die einzig mögliche Therapie ist das Meiden von Fruktose in der Nahrung. Ganz wichtig ist, dass normaler Haushaltszucker zur Hälfte aus Fruktose besteht und daher ebenfalls vermieden werden muss. „Versteckter" Zucker ist in vielen Lebensmitteln, besonders in industriell hergestellten, enthalten.

Zu beachten ist:

1. Alle Süßigkeiten wie Milchschokolade, Pralinen, Bonbons und Eiscreme sind reich an Fruktose und sollten nicht gegessen werden.
2. Süßigkeiten, die mit Honig hergestellt wurden, sollten ebenfalls vermieden werden.
3. Fast alle Frucht- und Obstsorten und ihre Säfte, Limonaden und Marmeladen enthalten viel Fruktose. Trockenobst aller Art ist eine „Fruktosebombe" und besteht teilweise zu 50 % aus Fruktose (z.B. Rosinen). Nussnougatcremes sind sehr fruktosereich.
4. Gemüse ist meist fruktosearm. Es kann aber trotzdem bei starker Empfindlichkeit zu Problemen kommen. Dressings und Tomatenketchup sind reich an Fruktose.
5. Kein Vollkornbrot essen, da es Blähungen verstärkt.

Wieviel Fruktose kann ich in der Diätphase zu mir nehmen?

Als Richtwert kann man von etwa 1–2 g Fruktose am Tag ausgehen, das entspricht etwa 40 mg/kg Körpergewicht. Saccharose wird zur Hälfte angerechnet. Meist dauert es mehrere Monate, bis wieder mehr Fruktose vertragen wird. Lebensmittel mit einem Fruktosegehalt von weniger als 1 g/100 g werden meist gut vertragen.

Süßes oder Kuchen dürfen nur gegessen werden, wenn sie mit Traubenzucker hergestellt sind. Da Traubenzucker weniger süß schmeckt als Fruchtzucker, muss zum Backen mehr davon genommen werden.

Kartoffeln enthalten auch Fruktose, deshalb sollten am Anfang nur ein bis zwei Kartoffeln pro Tag gegessen werden. Industriell hergestellte Wurst kann Fruktose enthalten. Auch Cola sollte nicht getrunken werden.

Je nach individueller Verträglichkeit muss jeder vorsichtig austesten, ob bzw. wie viel der Körper beschwerdefrei toleriert. Entscheidend ist immer die Menge an zugeführter Fruktose und ob gleichzeitig noch Sorbit (E420) (Verschlechterung) oder Traubenzucker (meist Verbesserung) aufgenommen wird. Deshalb sollten Diabetikerprodukte ganz vermieden werden. Diabetiker dürfen natürlich keinen Traubenzucker essen, da es sonst zu einer Blutzuckerentgleisung kommt. Sie können aber Acesulfam (E950), Aspartam (E951), Cyclamat (E952) oder Saccharin (954) benutzen. Unverträglich sind Isomalt (E953), Inulin, Xylit (E967) Maltit (E965) und Mannit (E421). Diese Liste ist nicht vollständig. Am Anfang der Diät sollten auch Hülsenfrüchte, vor allem Bohnen und Linsen, vermieden werden. Auch die Fettmenge sollte begrenzt sein.

Zusätzlich zur Diät spielt Bewegung eine sehr wichtige Rolle. Durch regelmäßiges Ausdauertraining wird die Darmmotorik angeregt, sodass Gase und auch der Darminhalt schneller weitertransportiert werden. So kann ein Teil der Gase besser über die Atmung ausgeschieden werden. Außerdem bessert sich das Allgemeinbefinden. Lustlosigkeit, Antriebslosigkeit und Müdigkeit gehen zurück.

Progesteron

Für die Bildung von Progesteron benötigt der Körper Zink und Vitamin B6. Beide Stoffe liegen aber in verminderter Konzentration im Körper vor, sodass ein Progesteronmangel auftreten kann. Östrogendominanz steht dann im Vordergrund. Auch die Probleme in der Schwangerschaft sind auf die verminderte Bildung von Progesteron zurückzuführen. Dabei ist zu bedenken, dass durch das Kind der Mutter zusätzlich Zink und Vitamin B6 entzogen werden, wodurch die ganze Problematik noch verstärkt wird.

Die Einnahme eines Ovulationshemmers zur Verhütung einer ungewollten Schwangerschaft hat ungünstige Auswirkungen bei Frauen mit Kryptopyrrolurie, da die „Pille“ den Zinkmangel verstärken kann. Frauen mit Kryptopyrrolurie, welche die „Pille“ eingenommen haben, brauchen nach dem Absetzen der „Pille“ länger, bis sie schwanger werden, als Frauen, die andere Verhütungsmethoden eingesetzt haben. Die Benutzung einer Kupferspirale ist wegen der Aufnahme von Kupfer nicht empfehlenswert. Wird ein Progesteronmangel festgestellt, sollte geprüft werden, ob dem Körper zur Abschwächung der Östrogendominanz Progesteron zugeführt werden muss. Dabei sollte natürlichem Progesteron als Creme der Vorzug gegeben werden. Diese Anwendung soll hier etwas ausführlicher vorgestellt werden.

Herkunft des natürlichen Progesterons

Natürliches Progesteron wird aus saponinreichen Pflanzen wie z. B. Yamswurzeln gewonnen.

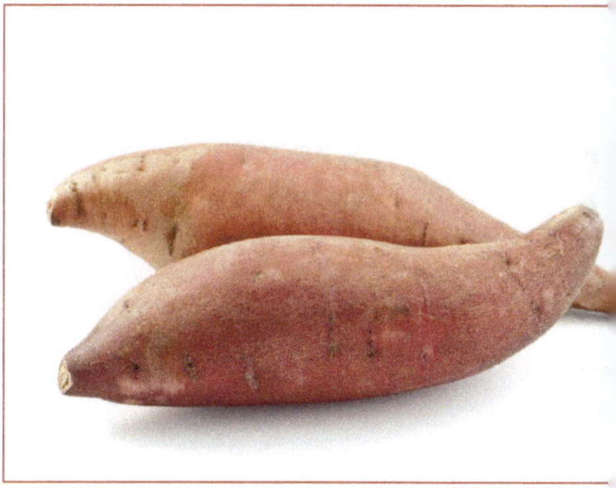

Natürliches Progesteron wird beispielsweise aus der Yamswurzel gewonnen.

Transdermale Absorption

Geschlechtshormone sind kleine fettlösliche Moleküle, die sehr gut durch die Haut aufgenommen werden. Im Unterschied zur Tablette benötigt man eine viel geringere Dosis, da die Verstoffwechslung durch die Leber umgangen wird (First-pass-Verlust).

Verteilung im Körper

Die Aufnahme der progesteronhaltigen Creme gelingt am besten an Körperstellen mit dünner Haut, also an den Innenseiten der Arme und Oberschenkel, am Hals, der Brust und am Bauch. Progesteron wird zuerst von der subkutanen Fettschicht aufgenommen und dann über das Blut im Körper verteilt. Mit der Zeit stellt sich ein Gleichgewicht ein und die Konzentration im Blut steigt. Das Maximum ist nach zwei bis drei Monaten erreicht. Solange dauert es auch, bis eine deutliche Wirkung eintritt.

Falls eine Überprüfung der Progesterondosis erforderlich wird, dann macht eine Blutuntersuchung keinen Sinn. Es wird ja auch deshalb auf der Haut angewendet, um die Leber nicht zu belasten. Das angewandte Progesteron ist also im Blut überhaupt nicht nachweisbar. Es hat

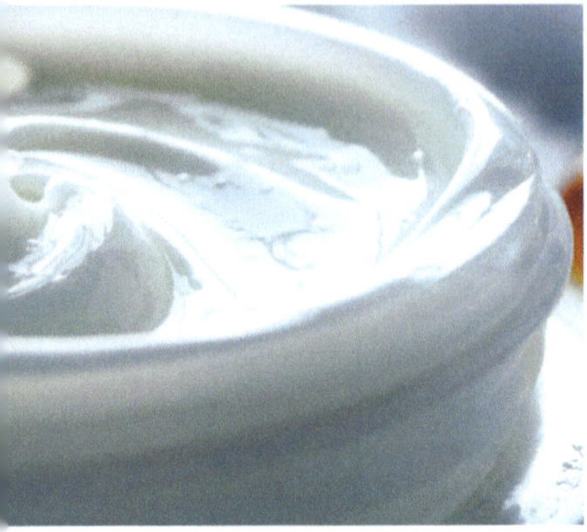
Progesteron wird als Creme sehr gut über die Haut aufgenommen.

lange gedauert, bis man erkannt hatte, dass ein Speicheltest diese Situation klären kann. Das Progesteron kann nämlich im Speichel gemessen werden. Dabei wird immer gleichzeitig auch das Östradiol mitgemessen, denn das Verhältnis der beiden Hormone zueinander ist entscheidend.

Wird gleichzeitig auch eine Östrogenersatztherapie durchgeführt, sollte die Östrogendosis zunächst halbiert werden, da mit einer gesteigerten Wirkung gerechnet werden muss. Eventuell kann später sogar das Östrogen ganz abgesetzt werden, wenn die ovarielle Sekretion ausreichend ist. Dies erklärt, warum durch die Progesteronbehandlung eine Zeit lang die Regel wieder einsetzt.

Dosierung

Die Progesterontherapie sollte dem monatlichen Zyklus angepasst werden.

Empfehlung:

- Frauen in den Wechseljahren: durchgehende Anwendung
- Frauen vor den Wechseljahren: Anwendung anpassen an den normalen Zyklus (12. bis 26. Tag des Zyklus)

Zu beachten ist, dass Progesteron die Wirksamkeit von Schilddrüsenhormonen verstärkt. Durch Östrogene werden sie wieder abgeschwächt. Bei Verwendung der 3 %-Creme sollte die Dosierung so bemessen sein, dass am Anfang 50 g im Monat verbraucht werden. Später kann meist die Dosis verringert werden. Der Verbrauch ist stark abhängig von der Trägercreme.

Beispiele:

- Osteoporose: Die Dosierung sollte bei 50 g/Monat liegen. Auf Östrogen sollte möglichst verzichtet werden.
- Perimenopause (Anwendung um den Beginn der Wechseljahre herum): Anwendung von 50 g vom 12. bis 26. Tag des Zyklus. Auch hier auf Östrogene möglichst verzichten.

- Fibrozystische Mastopathie (gutartiger Umbauprozess der Brustdrüsen mit Knotenbildung): auch hier 50 g/Monat.
- Endometriose (Streuung von Gebärmutterschleimhaut außerhalb der Gebärmutter, v. a. im Beckenbereich): 50 g vom 12. bis 26. Tag.
- Prämenstruelles Syndrom (PMS): 50 g 10 Tage lang vor der Regel; eventuell Dosissteigerung unmittelbar vor der Menstruation (Crescendo).
- Ovarialzysten: Progesteron vom 5. bis 26. Tag, insgesamt 50 g.
- Myome (gutartige Wucherungen in der Wand der Gebärmutter): 12. bis 26. Tag, 50 g.

Utrogest® oder Farmenita®

Anstelle von Progesteroncreme kann auch natürliches Progesteron in Kapseln verwendet werden. Utrogest mit 100 mg wird vaginal eingeführt. Begonnen wird mit einer Kapsel am Abend. Die Dosierung kann gesteigert werden auf 2 Kapseln abends oder zusätzlich noch morgens eine Kapsel.

Progesteronzubereitung als Einzelrezeptur durch Apotheken

Progesteroncreme 3 % ist in Deutschland eine verschreibungspflichtige Zubereitung von natürlichem Progesteron zur Anwendung auf der Haut. Das Progesteron wird aus pflanzlichen Rohstoffen hergestellt.

Anwendung

- Benennen Sie den ersten Tag Ihrer Regelblutung als Tag 1 und beginnen Sie am 12. Tag mit dem Auftragen der Creme.
- Beenden Sie die Anwendung der Creme am 26. Tag oder zwei Tage vor Ihrer normalerweise einsetzenden Regelblutung.
- Wenn die Regel nicht einsetzt, sollten Sie 12 weitere Tage warten und dann wieder mit dem Auftragen der Creme beginnen.

Rezeptur der Progesteroncreme (Beispiel)

Progesteroncreme 3 %	Menge
Progesteron	3,0 Gramm
Ungt. emulsificans	17,0 Gramm
Propylenglycol	10,0 Gramm
α–Tocopherolacetat	1,5 Gramm
Aloe vera	1,5 Gramm
Excipial-Creme	ad 100,0 Gramm

- Sollte die Blutung während der Auftragsperiode eintreten, behalten Sie die Anwendung im 28-Tage-Zyklus bei.
- Tragen Sie die Creme einmal täglich abends auf die Innenseite der Arme auf und massieren Sie die Creme gut ein. Waschen Sie danach Ihre Hände für 1 Stunde nicht, um eine optimale Resorption zu gewährleisten.
- Es genügt eine „erbsengroße“ Menge an Creme.
- Falls zusätzlich Östrogene erforderlich sein sollten, dann wird es an gleicher Stelle morgens aufgetragen.

Nebennieren

Bei Menschen mit Kryptopyrrolurie kann eine Störung der Nebennierenfunktion eintreten. Es ist der nicht endende Stress durch die vielen Defizite in einer Leistungsgesellschaft, der dazu führt.

Bei diesen Patienten handelt es sich dann aber eher um eine Nebennierenschwäche als um eine Nebenniereninsuffizienz. Es liegt also eine funktionelle Störung vor und keine autoimmune Zerstörung der Nebennieren. Das bedeutet, dass sich durch die Basisbehandlung eine Verbesserung der Nebennierenrindenfunktion mit Anstieg des Kortisols einstellen wird. Die Diagnostik erfolgt mit dem Kortisol-Tagesprofil im Speichel.

Wie sieht die Behandlungsstrategie aus?

- Beseitigung aller Stressfaktoren. Ehe-, Familien-, Beziehungs-, Arbeitsplatz- und Finanzprobleme müssen geregelt und reduziert werden.
- Schlaf. Es ist wichtig, spätestens um 22 Uhr zu Bett zu gehen. Falls man länger aufbleibt, müssen die Nebennieren nochmals Kortisol ausschütten. Diese Menge fehlt dann am nächsten Tag. Die Schlafdauer sollte mindestens 7 Stunden betragen. Der Schlafraum sollte völlig abgedunkelt sein, um eine maximale Produktion von Melatonin zu erreichen. Das Maximum an Melatonin wird gegen 2 Uhr morgens erreicht.
- Möglichst keinen Kaffee oder koffeinhaltige Getränke zu sich nehmen. Diese Stimulanzien stören den Schlaf.
- Vermeiden Sie Fernsehen oder Computerarbeit nach 20 Uhr.
- Beginnen Sie den Tag mit einem leichten Fitnesstraining.

- Mikronährstofftherapie mit täglich:
  - Vitamin C bis 1000 mg
  - Vitamin B5 (Pantothensäure) zu den Mahlzeiten auf mehrere Einzeldosen über den Tag verteilt. Nur natürliche Pantothensäure entwickelt die volle Vitaminwirkung. Für dieses Vitamin hat der Körper keine Speicher, deshalb muss auf eine regelmäßige Zufuhr geachtet werden. Mithilfe von Pantothensäure wird mehr Kortisol im Körper gebildet. Es hat Einfluss auf die mitochondriale Atmungskette. Eine Überdosierung ist nicht bekannt. Dosierung: 3×500 mg
- Substitution von Kortisol mit 20 mg täglich, verteilt auf zwei Gaben (10 mg – 10 mg – 0 mg)
- Änderung der Ernährungsgewohnheiten:
  - Frühstücken Sie regelmäßig und zwar bis spätestens 10 Uhr. Sie dürfen das Frühstück nie auslassen.
  - Essen Sie spätestens um 12 Uhr zu Mittag.
  - Essen Sie spätestens um 18 Uhr zu Abend.
  - Halten Sie Ihren Blutzucker konstant. Dies ist eine entscheidende Voraussetzung für eine Erholung der Nebennieren. Dies erreichen Sie am besten mit Lebensmitteln, die einen niedrigen glykämischen Index haben. Keine süßen Getränke!
  - Benutzen Sie mehr Salz! Denn der Natriumspiegel sinkt ab und es kommt zu einem Flüssigkeitsmangel. Kontrollieren Sie Ihren Blutdruck! Ideal ist Gemüsesaft mit einer Prise Meersalz.
  - Trinken Sie schon morgens viel angewärmtes Wasser. Geben Sie eine Prise Meersalz hinein.
  - Das Frühstück sollte eiweißreich sein, z. B. mit Ei und Nüssen und wenig Kohlenhydraten, vielleicht ein Müsli. Essen Sie zum Frühstück möglichst wenig Brot.

Die Nebennierenschwäche ist oft kombiniert mit einer Schilddrüsenunterfunktion, Östrogendominanz und auch mit einer Insulinresistenz. Diese Störfaktoren müssen unbedingt beseitigt werden.

Schilddrüse

Sehr viele Patienten mit Kryptopyrrolurie leiden gleichzeitig an einer Schilddrüsenerkrankung. Bei Ihnen kann oft eine Schilddrüsenunterfunktion nachgewiesen werden. Viele haben TPO-Autoantikörper im Blut. Der TSH-Wert ist erhöht.

Die Hashimoto-Thyreoiditis gilt als die beim Menschen am häufigsten vorkommende Autoimmunerkrankung. In der Zwischenzeit sind weitere Erkrankungen entdeckt worden. Empfohlen wird die Einnahme von 200 µg Selen täglich. Dadurch soll der Autoimmunprozess etwas abgeschwächt werden. Gleichzeitig muss eine Substitutionstherapie mit Schilddrüsenhormon durchgeführt werden, um die Schilddrüsenunterfunktion auszugleichen. Das Therapieziel ist das Wohlbefinden des Patienten. Dieses Ziel muss ganz im Vordergrund stehen.

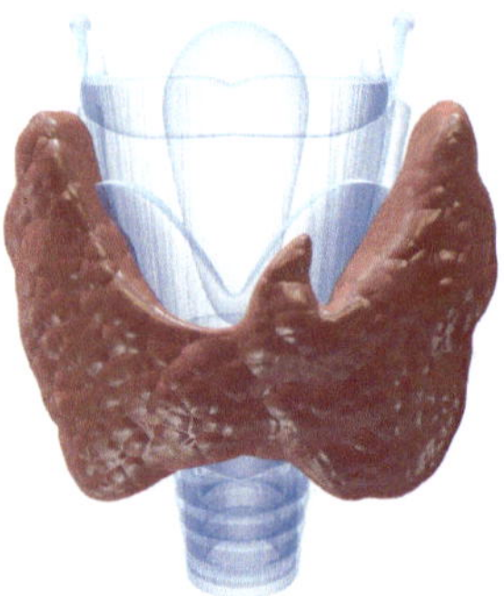

Menschen mit KPU leiden häufig an Hashimoto-Thyreoiditis.

Natürlich sind Laborwerte gute Hilfsmittel, um dieses Ziel zu erreichen. Eine ausschließliche Orientierung an Laborbefunden hilft dem Patienten nur eingeschränkt. Im klinischen Alltag hat sich bewährt, den Patienten zu fragen, ob er häufig friert oder fröstelt. Wenn das so ist, dann muss die Dosierung des Schilddrüsenhormons weiter erhöht werden. Der TSH-Wert sollte unterhalb von 1 mU/l liegen. Die freien Schilddrüsenwerte fT3 und fT4 sollten in das obere Drittel des Normbereiches angehoben werden. Wichtig zu wissen ist auch, dass es manchmal Wochen braucht, bis sich das TSH auf die neue Situation nach einer Dosiserhöhung einstellt. Die freien Werte fT3 und fT4 reagieren da viel schneller. Manchmal weist der Patient typische Zeichen einer Unterfunktion auf und das TSH ist niedrig. Auch da helfen die freien Schilddrüsenwerte weiter.

Es scheint Menschen zu geben, bei denen reagiert das TSH gar nicht auf die Unterfunktion. Dann ist das TSH auch nicht zur Einstellung zu gebrauchen. Häufig findet man Menschen, bei denen trotz Erhöhung der Schilddrüsenhormonpräparate das fT3 nicht ansteigt und im unteren Normbereich bleibt. Die Patienten weisen fast immer klinische Zeichen einer Unterfunktion auf und profitieren dann sehr von der zusätzlichen Einnahme von T3 (Trijodthyronin) zum T4 (Thyroxin). Dann ist aber der TSH-Werte überhaupt nicht mehr als Messgröße zur Einstellung zu gebrauchen, denn er ist dann immer sehr niedrig (supprimiert). Wichtig zu wissen ist auch, dass es oft nach der Normalisierung der Hormonwerte noch Wochen dauern kann, bis sich die Symptome bessern.

Ganz allgemein ist zu sagen, dass nun auch in Deutschland der Normbereich des TSH bereits in einigen Labors korrigiert worden ist.

Nach neueren Studien in Mecklenburg-Vorpommern und in England ist davon auszugehen, dass bereits ein TSH-Wert oberhalb von 2,5 mU/l mit einer Schilddrüsenunterfunktion gleichzusetzen ist. Eine Behandlung ist dann erforderlich. 95 % der gesunden Bevölkerung liegen mit ihrem TSH zwischen 0,3 und 2,5 mU/l. Eine frühzeitige Therapie kann die Aktivität des Autoimmunprozesses unterdrücken und ein Fortschreiten der Krankheit verhindern. Unter der Therapie, vor allem wenn eine Dosisänderung vorgenommen worden ist, sollten die Schilddrüsenwerte nach vier bis sechs Wochen wieder kontrolliert werden. Später können dann die Intervalle verlängert werden, wenn eine stabile Einstellung erreicht wurde. Im Anfangsstadium ist manchmal auch eine spontane Normalisierung der Schilddrüsenfunktion zu erwarten. Jederzeit ist aber ein Rückfall möglich, sodass bei neu aufgetreten Beschwerden dann baldmöglichst wieder eine Kontrolluntersuchung erforderlich wird.

Manche Patienten reagieren nach einer Dosiserhöhung sehr stark mit Symptomen einer Überfunktion, selbst wenn nur eine geringe Dosiserhöhung bei laborchemisch nachgewiesener Unterfunktion vorgenommen wurde. Dann hilft oft das Splitten der Hormondosis. Der Patient nimmt dann morgens etwa 2/3 der Dosis und mittags 1/3. Leider stehen in Deutschland keine Medikamente mit verzögerter Freisetzung und keine niedrig dosierten T3-Präparate zu 5 µg zur Verfügung.

Nach den Wechseljahren sollte bei Patientinnen, die T3-Präparate einnehmen, die Knochendichte regelmäßig überwacht werden, damit eine beginnende Osteoporose rechtzeitig erkannt wird. Schilddrüsenhormone sollten möglichst 30 Minuten vor der ersten Mahlzeit (Frühstück) eingenommen werden. So wirkt die Tablette am besten. Bitte denken Sie daran, dass Sie an dem Tag, an dem Ihr Arzt eine

Blutkontrolle bei Ihnen vornimmt, die Schilddrüsentablette erst nach der Blutabnahme einnehmen. Nur so ist gewährleistet, dass die freien Schilddrüsenwerte korrekt gemessen werden. Sie sind nämlich bei einer Blutabnahme nach der Einnahme höher und es werden dann falsche Schlüsse aus dem Messergebnis gezogen.

Bitte denken Sie daran, dass der Selenspiegel im Blut nicht exakt die Situation in der Schilddrüse widerspiegelt. Deshalb sind Selenspiegelmessungen im Blut nicht unbedingt sinnvoll.

Nehmen Sie kein Jod ein. Jod stimuliert den Entzündungsprozess. Jod in Nahrungsmitteln scheint aber unbedenklich zu sein. Sie können auch einmal pro Woche Seefisch essen. Schwangere sollten aber nicht zusätzlich Jodtabletten einnehmen.

Wenn eine Therapie mit Progesteron begonnen wurde, sollte der Schilddrüsenhormonspiegel überprüft werden, da dieses Hormon die Schilddrüsenwerte ansteigen lässt. Das TSH sinkt dann ab.

Behandlung der Mitochondropathie

Leider gibt es Menschen, die nicht ausreichend auf die bisher geschilderten Therapiemöglichkeiten ansprechen. Trotz weiterer Steigerung der Basismedikation gelingt es nicht, die Leistungsfähigkeit dieser Menschen so zu verbessern, dass sie einer ganztägigen beruflichen Tätigkeit nachgehen könnten. Sie sind somit auch nicht in der Lage, für ihren Lebensunterhalt selbst zu sorgen. Es besteht weiterhin ein chronisches Energiedefizit.

Bodo Kuklinski geht davon aus, dass die Zellatmung in den Mitochondrien gestört ist, wodurch die Energiebereitstellung in der Zelle stark eingeschränkt wird. Gleichzeitig werden über eine Zunahme des oxidativen Stresses im Organismus weitere für den Körper ungünstige Reaktionen eingeleitet. Die Zellen müssen um ihr Überleben kämpfen. Durch die Bildung von Peroxynitrit wird die Mitochondrienfunktion irreversibel gehemmt. *Bodo Kuklinski* geht sogar davon aus, dass der Zinkmangel für den durch die Mitochondropathie erkrankten Körper eine Schutzfunktion darstellt. Eine Zufuhr von Zink könnte bei gleichzeitigem Mangel an Vitamin B6 das Energiedefizit verstärken. Schwere Formen der Kryptopyrrolurie lassen sich somit mit der konventionellen Therapie nicht behandeln. Problematisch ist bei diesen Patienten auch der erhöhte Histaminspiegel durch Mastzellaktivierung und gestörten Histaminabbau. In diesem Zusammenhang muss die Kryptopyrrolurie als Begleitsymptom einer Multisystemerkrankung auf mitochondrialer Ebene angesehen und auch so behandelt werden. Auch hier werden Mikronährstoffe eingesetzt, die Einfluss auf die Atmungskette haben und z. B. den Elektronentransport in den Mitochondrien verbessern. Welche Mikronährstoffe kommen zum Einsatz?

- Vitamin B12
- Omega-3-/6-Fettsäuren
- Coenzym Q10
- D-Ribose
- L-Carnitin
- NADH2

Dies sind derzeit die Wichtigsten. Weitere Forschungsergebnisse werden dringend benötigt, um diese komplizierte Stoffwechselstörung besser zu verstehen und um noch effizientere Therapiemöglichkeiten entwickeln zu können.

Entgiftung und Ausleitung

In den letzten 50 Jahren haben sich unsere Umwelt- und Lebensbedingungen stark verändert. Die Zahl neuer Chemikalien ist mittlerweile unüberschaubar geworden. Täglich werden wir mit neuen chemischen Verbindungen aus der Nahrung, der Luft oder auch durch Hautkontakt konfrontiert. In unseren Lebensmitteln befinden sich mittlerweile eine Vielzahl von verschiedenen Chemikalien, Hormonen, Konservierungs- und Farbstoffen. Auch über unsere Haut gelangen zahlreiche Stoffe in unseren Organismus. Leider ist unser Körper nicht immer in der Lage, diese Stoffe unschädlich zu machen. Unserem Körper fehlen noch die speziellen Werkzeuge dafür. Anpassungsvorgänge brauchen nämlich Zeit. Irgendwann ist ein Limit erreicht und die Kompensationsmechanismen sind überfordert. Danach entsteht Krankheit.

Das wichtigste Organ zur Entgiftung des Organismus ist die Leber. Die Leber wiegt etwa 1,5 kg und wird täglich von etwa 2000 Liter Blut durchströmt. Die Leistungsfähigkeit der Leber ist bemerkenswert. Sie sorgt dafür, dass Abfallstoffe schließlich über die Galle oder auch über die Nieren ausgeschieden werden können. Über die Galle werden primär fettlösliche Stoffe und über die Nieren wasserlösliche Verbindungen entsorgt. Bei den Nieren spielt eine Rolle, dass immer genügend Flüssigkeit, also Wasser, zur Verfügung steht. Aber auch eine ausreichende Herzleistung ist Grundvoraussetzung für eine funktionierende Ausscheidung.

Insgesamt funktioniert die Entgiftung beim KPU-Patienten nur eingeschränkt. Ursache sind die Häm-Synthese-Störung und die fehlende Aktivierung der Enzyme durch den Zink- und Manganmangel. KPU-Patienten sollen auch höhere Konzentrationen an Schwermetallen wie Aluminium, Quecksilber und Arsen aufweisen als die Durchschnittsbevölkerung.

Um die Entgiftung des Körpers zu verbessern, sind vielfältige Überlegungen angestellt und zahlreiche Vorschläge gemacht worden. Die Geschichte kennt bereits viele Verfahren. Es sind: Schröpfen, Fasten, Aderlass, Blutegel, Wickel, Schwitzkuren, basische Bäder und Ausleitungen über den Darm oder den Urin. Teilweise gehen diese Behandlungen bis ins Altertum zurück. Auch im Mittelalter waren sie gebräuchlich. Die Reinigung des Körpers war wichtig. Die sogenannte „Viersäftelehre“ stand dabei im Mittelpunkt des Krankheitsverständnisses.

Mit den zunehmenden Kenntnissen über die Physiologie des Körpers ab Beginn der Aufklärung traten diese Theorien zunehmend in den Hintergrund, da andere, wissenschaftlich nachweisbare Ursachen für Erkrankungen gefunden worden waren und damit auch erfolgreich behandelt werden konnten. Die alten Theorien blieben jedoch bis in die Neuzeit eine Grundlage der Alternativmedizin.

Ausgehend von diesen Überlegungen ist es aber inzwischen der modernen Medizin gelungen, Faktoren für eine verminderte Stoffwechselaktivität zu finden. Die Verbindung zwischen KPU und der mangelnden Entgiftung des Körpers ist offensichtlich. An erster Stelle steht das Häm. Die Entgiftungsenzyme benötigen Häm. Doch das kann nicht in ausreichendem Maß hergestellt werden. Somit verlangsamt sich die Entgiftung. Stoffwechselprodukte und freie Radikale blockieren die Zelle und vermindern dadurch ihre Leistungsfähigkeit. Aber es geht noch weiter. Zink und Mangan fehlen, ebenso Vitamin B6. Zink fehlt zur Aktivierung vieler Enzyme. Dadurch kommt es zur Anhäufung von Abfallstoffen in der Zelle.

Bis in unsere Zeit hinein wurden Versuche unternommen, die Ausscheidung von Chemikalien zu beschleunigen. Es waren die sogenannten „Chelatbildner", die eingesetzt wurden. Sie hießen z. B. DMSA, DMPS oder auch anders. Leider hatten sie den Nachteil, dass auch lebensnotwendige Metalle mitentfernt wurden und der Körper dadurch weiter geschwächt wurde. Insbesondere der bereits bestehende Zinkmangel wird dadurch verstärkt.

Glücklicherweise wurden diese Zusammenhänge inzwischen erkannt, Wir brauchen auch diese drastisch wirkenden Substanzen nicht mehr, denn natürliche Substanzen funktionieren genauso gut. Auch wenn es etwas länger dauert, bis eine Wirkung eintritt.

An erster Stelle stehen die Zeolithe. Das sind kristalline Silikate, die in verschiedenen Formen auf der ganzen Welt vorkommen. Es handelt sich um Vulkangesteine. Charakteristisch ist ihre Gitterstruktur, wodurch Metalle aufgenommen werden können. Aber auch Flüssigkeiten, meist Wasser, befindet sich darin. Durch Erwärmen kann das Wasser wieder entfernt werden, ohne dass dabei die Gitterstruktur zerstört wird. Zeolithe werden manchmal auch als Molekularsiebe bezeichnet. Auch radioaktive Stoffe können gebunden werden, weshalb Zeolithe bei der Reaktorkatastrophe in Fukushima eingesetzt wurden. Auch übelriechende Gase können gebunden werden. Zeolithe gelangen nach der Einnahme nicht in den menschlichen Körper, sie werden wieder vollständig ausgeschieden. Auch die Aluminiumionen in den Silikaten können nicht aufgenommen werden. Die täglich empfohlene Menge beträgt 1- bis 2-mal 3 g in lauwarmem Wasser, die Mischung wird dann langsam getrunken. Wichtig ist, dass das Pulver nicht mit einem Metalllöffel in Berührung kommt. Das Metall „verstopft" die Poren und macht das Zeolith wirkungslos.

Naturheilkundler bevorzugen zum Ausleiten oft Pflanzenstoffe. Ganz im Vordergrund steht die Süßwasseralge Chlorella. Dagegen ist Spirulina, eine Salzwasseralge, dafür nicht geeignet. Chlorella arbeitet wie ein Schwamm und bindet Schwermetalle und Umweltgifte. Bevorzugt wird das Bindegewebe durch Chlorella gereinigt. Dies stellt den ersten Schritt dar. Immer müssen zuerst die Schwermetalle das Bindegewebe verlassen, damit in einem zweiten Schritt andere Gewebe von Schwermetallen befreit werden können. Das Bindegewebe ist sozusagen der Puffer. Als Ergänzung zu Chlorella kann auch Bärlauch benutzt werden. Bärlauch enthält Schwefel, woran sich Schwermetalle binden können. Die Ausscheidung der Schwermetalle erfolgt schließlich über den Darm.

In einem zweiten Schritt wird zusätzlich Koriander eingesetzt. Koriander ist in der Lage Schwermetalle aus spezifischen Geweben freizusetzen, die dann in das Bindegewebe transportiert werden, von wo sie schließlich durch Chlorella aus dem Körper entfernt werden. Koriander kann Schwermetalle freisetzen, aber nicht binden. Die Schwermetalle stammen vorwiegend aus dem Nervengewebe (auch dem Gehirn) und den Knochen. Die Wirkung von Koriander wird durch Vitamin C und andere Antioxidanzien abgeschwächt, weshalb sie nur zeitlich versetzt eigenommen werden dürfen. Koriander wird zunächst in geringer Dosis (1 bis 3 Tropfen) eingesetzt und später gesteigert. Treten Schwindel, Kopfschmerzen oder Übelkeit auf, muss die Dosis wieder reduziert werden. Wer 10 Tropfen als Einmaldosis verträgt, hat das meiste Quecksilber und die anderen Schwermetalle aus seinem Körper entfernt. Allgemein sollte bei dieser Therapie die Trinkmenge hoch sein.

Es gibt auch ergänzende Maßnahmen. Sauna und Sport sind gut geeignet, um über die Haut Giftstoffe loszuwerden. Dabei spielt die regelmäßige Anwendung eine wichtige Rolle.

Zusammenfassung

Therapie und Ausleitung	
Stichwort bzw. Frage	**Erklärung bzw. Antwort**
Mikronährstoffe	Vitamin B6, Zink und Mangan – das sind die wichtigsten Mikronährstoffe, die bei KPU/HPU fehlen.
Entgiftung	Menschen mit KPU/HPU reagieren besonders empfindlich auf Umweltgifte. Ursache sind sowohl der Mangel an Zink, Vitamin B6 und Mangan als auch das Fehlen der Entgiftungsenzyme.
Entgiften womit?	Naturprodukte wie Zeolith, Chlorella-Algen, Bärlauch und Koriander. Aggressive Substanzen wie DMPS und DMSA (Chelatbildner) verschärfen die Situation bei KPU/HPU zusätzlich, da der Zinkmangel verstärkt wird.

Anhang

Tabellen

Fruktose

Fruktose in Lebensmitteln (Menge pro 100 Gramm essbarem Anteil)

Menge	Lebensmittel
bis 40 Gramm	Trockenobst (Rosinen, Äpfel, Datteln, Feigen)
	Honig
bis 25 Gramm	Marmelade aus Kirschen, Brombeeren, Heidelbeeren, Erdbeeren, Johannisbeeren, Himbeeren, Apfelsinen, Aprikosen
	Gelee aus Quitten
	Pflaumenmus
	Preiselbeeren
bis 10 Gramm	Äpfel, Birnen, Trauben, Kirschen, Heidelbeeren
	Dosenfrüchte: Erdbeeren, Himbeeren, Ananas, Birnen, Kirschen, Aprikosen, Pflaumen
	Trockenobst wie Pflaumen, Pfirsiche, Aprikosen
	Marmelade aus Hagebutten
	Apfelmus
	Traubensaft, Sauerkirschsaft, Apfelsaft
bis 5 Gramm	Kiwi, Sauerkirschen, Wassermelone, Papaya, Banane, Guave, Heidelbeeren, Johannisbeeren, Apfelsinen, Brombeeren, Stachelbeeren, Preiselbeeren, Mango, Ananas, Erdbeeren, Himbeeren, Pflaumen, Grapefruit
	Pfirsich in Dosen
	Grapefruitsaft, Orangensaft
	Cola
bis 2 Gramm	Roggenvollkornbrot
	Möhren, Kohlrabi, Kohl, Artischocken, Lauch, Brokkoli, Tomaten, Zwiebeln, Kürbis, Bohnen, Paprika, Zucchini, Auberginen, Spargel, Mandarinen, Zitronen, Karambola

Fruktose in Lebensmitteln (Menge pro 100 Gramm essbarem Anteil)

Menge	Lebensmittel
bis 1 Gramm	Grahambrot, Weizenkeime, Radieschen, Rettich, Petersilienwurzel, Blumenkohl, Rosenkohl, Chicorée, Endivie, Kopfsalat, Gurken, Schnittlauch
	Schwarzer Tee
bis 0,5 Gramm	Roggenbrot, Brötchen, Weizen- und Roggenmischbrot, Kartoffeln, Sellerie, rote Rüben, Meerrettich, Bambussprossen, Mangold, Spinat, Sauerkraut, Feldsalat, Rhabarber, Zuckermais, Champignons, Steinpilze, Avocado
	Rotwein und Weißwein
bis 0,1 Gramm	Mais, Roggen, Weizenkleie
	Linsen, Erbsen, Pfifferlinge
bis 0,05 Gramm	Rindfleisch
	Weizenmehl
	Weißbier

Histamin

Histamin in Lebensmitteln

Nahrungsmittel als Auslöser von Histaminintoleranz-Symptomen

Alkoholische Getränke nach Histamingehalt (abnehmend)

Getränk
Rotwein
Weißwein
Sekt
Bier
Spirituosen

Käse nach Histamingehalt (abnehmend)

Käse
Hartkäse
Schimmelkäse
Butterkäse

Weitere Auslöser von Histamin-Intoleranz-Symptomen

Lebensmittel
Schokolade
Salami
Nüsse
Tomatenketchup
Erdbeeren, Zitrusfrüchte, Ananas, Kiwi
Sauerkraut
Spinat
Fisch
Essig

Lebensmittel, die Histamin freisetzen

Histamin-Liberatoren
Erdbeeren
Zitrusfrüchte
Tomaten
Meeresfrüchte
Ananas
Kiwi

DAO-Blocker

Medikamente, die das Histamin abbauende Enzym Diaminoxidase DAO blockieren.

Wirkstoffe bzw. Medikamente
Acetylcystein
Ambroxol
Theophyllin
Amitriptyllin
Chloroquin
Clavulansäure
Isoniazid
Metamizol
Metoclopramid
Verapamil

Vitamin B6

Unter dem Sammelbegriff Vitamin B6 werden insgesamt sechs Verbindungen zusammengefasst. Es sind die drei Hauptvertreter

- Pyridoxin (PN)
- Pyridoxal (PL)
- Pyridoxamin (PM)

In aktivierter Form liegen sie als Phosphate vor und heißen dann

- Pyridoxin-5-Phosphat (PNP)
- Pyridoxal-5-Phosphat (PLP)
- Pyridoxamin-5-Phosphat (PMP)

Alle sechs Verbindungen scheinen gleich wirksam zu sein und können im Stoffwechsel ineinander umgewandelt werden. Vitamin B6 zählt zu den wasserlöslichen Vitaminen.

PN, PL und PM werden gleich stark und rasch im gesamten Dünndarm aufgenommen. Im Dickdarm findet dann keine Resorption mehr statt und das von Mikroorganismen gebildete Vitamin B6 steht somit dem Organismus nicht mehr zur Verfügung. Die Umwandlung von Vitamin B6 in die aktive Form, also die Phosphorylierung, findet hauptsächlich in der Leber, aber auch in peripheren Geweben statt. Die Vitamine B2 und B3 fördern die Umwandlung in die aktive Form. Ein Zinkmangel verschlechtert sowohl die Resorption von Vitamin B6 im Dünndarm als auch die Umwandlung in die aktive Form.

Der Gesamtbestand des Körpers an Vitamin B6 ist gering und liegt bei etwa 100 mg. Die tägliche Ausscheidung liegt normalerweise bei etwa 2 mg. Im Plasma liegt Vitamin B6 zu etwa 70 % als PLP vor, PN und PL sind jeweils mit 15 % vorhanden. Das PLP ist zu über 90 % an Albumin gebunden. In den roten Blutkörperchen (Erythrozyten) ist die Vitamin-B6-Konzentration 5-mal höher als im Plasma.

Derzeit wird für gesunde Menschen die Zufuhr von etwa 2 mg /Tag Vitamin B6 empfohlen. Schwangere sollten höhere Mengen zu sich nehmen.

Lebensmittel mit dem höchsten Vitamin-B6-Gehalt sind Innereien, besonders Leber, und Schweinefleisch. Aber auch Fisch, Nüsse und Hülsenfrüchte enthalten viel Vitamin B6.

Vitamin B6 in Lebensmitteln

Lebensmittel	Menge (mg/100 g)
Leber	0,9
Fisch	0,3–0,8
Walnüsse	0,7
Hühnerfleisch	0,3–0,5
Schweinefleisch	0,3–0,5
Bohnen	0,1–0,6
Reis	0,1–0,5
Erdnüsse	0,4
Avocado	0,4
Kartoffeln	0,3

Zink

Zink ist ein zweiwertiges Schwermetall. Es wird im Dünndarm resorbiert und unterliegt einem Regelkreis. Das bedeutet, dass die Aufnahme von Zink nach der Versorgungssituation des Körpers gesteuert wird. Besteht ein Zinkmangel, dann wird die Aufnahme von Zink gesteigert. Die gleichzeitige Zufuhr von Eisen behindert die Zinkaufnahme.

Die Aufnahme von Zink aus tierischen Produkten ist besser als aus pflanzlichen, sodass bei vegetarischer Ernährung bereits bei Gesunden mit einem Zinkmangel gerechnet werden muss. Betroffen sind Kinder, Schwangere und auch ältere Menschen.

Verminderte Zinkaufnahme

- Entzündliche Darmerkrankungen wie Morbus Crohn, Colitis ulcerosa
- Gebrauch von Abführmitteln
- Leber- und Bauchspeicheldrüsenerkrankungen

Erhöhter Zinkverlust

- Nierenerkrankungen
- Diabetes mellitus
- Einnahme von Diuretika (wassertreibende Medikamente)
- Einnahme der „Pille“

Zwischen Zink und Medikamenten oder anderen Nährstoffen bestehen vielfältige Beziehungen. Hier einige Beispiele:

- Antibiotika wie Tetrazykline vermindern die Zinkaufnahme
- Diuretika verstärken die Zinkausscheidung
- Kortison vermindert die Zinkaufnahme
- Eisen und Kupfer vermindern die Zinkaufnahme

Zinkbedarf

Der tägliche Zinkbedarf ist altersabhängig. Hier ein Überblick:

Alter	Zinkzufuhr (mg/Tag)
Säuglinge	3
Kinder bis 12 Monate	5
Kinder bis 10 Jahre	10
Jugendliche	12
Erwachsene	15
Schwangere	20
Stillende	30

Zink in Lebensmitteln

Einteilung	Zinkgehalt (mg/100 g)	Nahrungsmittel
sehr zinkreich	11–25	Austern, Weizenkeime
zinkreich	5–10	Fleisch und Innereien
mäßig zinkreich	2,5–4,9	Eier, Milch, Käse, Vollkornbrot
zinkarm	< 2,5	Obst, Gemüse, Weißbrot

Mangan

Mangan ist wie Zink ein meist zweiwertiges Schwermetall. Es wird ebenfalls im Dünndarm resorbiert und vor allem in den roten Blutkörperchen transportiert. Speicherorgane sind Leber, Bauchspeicheldrüse, Nieren, Hypophyse und Knochenmark. Mangan wird fast ausschließlich über die Galle ausgeschieden. Normalerweise werden weniger als 1 % über die Nieren eliminiert. Eisen und Kupfer vermindern die Aufnahme von Mangan. Zink verbessert die Manganaufnahme. Der tägliche Bedarf liegt bei etwa 5 mg Mangan.

Mangan in Lebensmitteln

Manganreich sind:

- Hülsenfrüchte
- Vollkornprodukte
- Nüsse
- Reis

Kryptopyrrol und Porphyrien

Was sind Porphyrien?

Zu den Porphyrien wird eine Gruppe von Krankheiten gezählt, die durch eine Störung der Häm-Biosynthese verursacht werden. Dabei ist die Aktivität der Enzyme vollständig oder teilweise gestört, welche aus den Vorstufen den Aufbau des Häm durchführen. Dadurch kommt es zur Produktion sehr hoher Spiegel von Zwischenstufen, die sich im Gewebe anreichern, toxisch wirken und dann vermehrt über den Urin oder den Stuhl ausgeschieden werden. Häm ist der rote Blutfarbstoff in den roten Blutkörperchen, den Erythrozyten, der für den Transport des Sauerstoffs benötigt wird. Der Aufbau des Häm erfolgt in 8 Schritten. In den menschlichen Zellen finden der erste und die drei letzten Schritte innerhalb der Mitochondrien statt. Die Schritte 2–5 dagegen erfolgen außerhalb der Mitochondrien im Zytoplasma.

Die Häm-Biosynthese findet in den Vorstufen der roten Blutkörperchen statt, also den Erythroblasten und den Retikulozyten, denn sie enthalten noch Mitochondrien. Die roten Blutkörperchen selbst haben keinen Zellkern und keine Mitochondrien mehr und können deshalb keine Häm-Biosynthese mehr durchführen. Folgende Teilschritte werden durchgeführt:

1. Synthese von 5-Aminolävulinat (ALA) auf der Innenmembran der Mitochondrien mit Vitamin B6 als Cofaktor aus der Aminosäure Glycin und Succinyl-CoA.
2. Ausschleusen von ALA aus den Mitochondrien ins Zytoplasma und Synthese von zwei Molekülen ALA zu Porphobilinogen (PBG), einem Monopyrrolring. Diese Reaktion erfolgt mit Zink als Cofaktor.
3. Synthese von Hydroxymethylbilan (HMB) (auch Prä-Uroporphyrinogen genannt) aus PBG. Dabei werden vier Moleküle PBG, also vier Monopyrrolringe, zu einem eindimensionalen Tetra-Pyrrol-HMP-Ring zusammengesetzt.
4. Bildung von Uro III (Uroporphyrinogen III) aus HMB.
5. Bildung von Kopro III (Koproporphyrinogen III) aus Uro III.

6. Wiedereinschleusen von Kopro III in die Mitochondrien und Bildung von Protoporphyrinogen (Proto) aus Kopro III.
7. Bildung von Protoporphyrin aus Proto.
8. Bildung des Häm aus Protoporphyrin.

Häm wird auch in der Leber gebildet, wobei die Regulation anders als in den roten Blutkörperchen organisiert wird. Die Häm-Biosynthese in der Leber steigt sehr stark an, wenn die Leber aufgrund chemischer Einflüsse viel Häm für das Zytochrom-P-450-System, das Medikamentenabbausystem, benötigt.

Was sind die Hauptbeschwerden bei Porphyrie?

Die Hauptsymptome sind eine Fotosensibilität und neurologische Störungen. Porphyrine bilden in Verbindung mit Sonnenlicht mit einer Wellenlänge von 400 nm Sauerstoffradikale, die schwere Schäden an Geweben, Zellen und intrazellulären Strukturen herbeiführen. Die wichtigsten neurologischen Symptome sind: Bauchschmerzen, Störungen der Darmmobilität, Missempfindungen, Muskellähmungen, Atemstörungen. Auch psychische Störungen wie Angstzustände, Halluzinationen und Depressionen sind möglich.

Einteilung der Porphyrien

Die Porphyrien werden, je nachdem an welcher Stelle der enzymatische Defekt auftritt, in hepatische oder erythropoetische Porphyrien eingeteilt. Acht Enzyme sind an der Häm-Synthese beteiligt. Mit Ausnahme des ersten Enzyms, der ALA-Synthetase, ist ein Enzymdefekt auf jeder Stufe der Häm-Biosynthese mit einer spezifischen Porphyrie-Form assoziiert. Auf weitere Einzelheiten soll hier nicht weiter eingegangen werden. Am Beispiel der akuten intermittierenden Porphyrie (AIP), der weltweit häufigsten Form, möchte ich aber die Verbindung zur Kryptopyrrolurie darstellen.

Akute intermittierende Porphyrie (AIP)

Die akute intermittierende Porphyrie wird auch Schwedische Porphyrie oder Pyrrol-Porphyrie genannt. Dies ist eine autosomal-dominant vererbte Stoffwechselstörung, die durch eine Verminderung der

Aktivität des Enzyms Porphobilinogen-Desaminase (PBGD) verursacht wird. Die Verminderung der Enzymaktivität beträgt etwa 50 % und bei der Mehrzahl der Patienten sind alle Gewebe einschließlich der roten Blutkörperchen betroffen. PBGD katalysiert die Kondensation von vier Molekülen Porphobilinogen (PBG), das sind die Monopyrrolringe, zum Tetra-Pyrrol-HMB, dem Hydroxymethylbilan. Wichtig zu wissen ist, dass über 90 % der Individuen mit dieser genetischen Stoffwechselstörung niemals in ihrem Leben erkranken. Die Erkrankung tritt erst durch zusätzliche andere Krankheiten, Ernährungsfaktoren, Medikamenteneinnahme oder Umweltfaktoren ein.

Häufigkeit von AIP

Sie ist die häufigste Form der Porphyrien. Am häufigsten ist sie in Skandinavien und Großbritannien. In den USA wird die Häufigkeit mit 1 pro 10 000 angegeben. Die Häufigkeit liegt deutlich höher bei Patienten, die wegen psychischer Erkrankungen behandelt werden mussten. Die Erkrankung tritt erst nach der Pubertät ein und Frauen sind häufiger betroffen als Männer.

Symptome bei AIP

Bauchschmerzen stehen ganz im Vordergrund, entweder generalisiert oder diffus. Diese können so heftig sein, dass Notfalloperationen wegen des Verdachts eines „akuten Abdomens" durchgeführt werden. Weiter kommen vor: Übelkeit, Erbrechen, Verstopfung, Durchfälle, Blähungen und Darmverschluss. Es können auch Harnverhalt, Harninkontinenz, schneller Pulsschlag, hoher Blutdruck, Fieber, starkes Schwitzen, starke Unruhe und Zittern beobachtet werden. Der hohe Blutdruck besteht bei vielen Patienten auch zwischen den Attacken. Die Neuropathie ist eine häufige Erscheinung der AIP. Die Muskelschwäche beginnt meist proximal an den Beinen. Sie kann symmetrisch oder asymmetrisch auftreten. Auch die Hirnnerven können betroffen sein. Psychische Störungen kommen ebenfalls vor, wie Angstzustände, Halluzinationen und Depressionen. Es wird vermutet, dass das 5-Aminolävulinat mit dem Neurotransmitter Gamma-Aminobuttersäure (GABA) aufgrund seiner strukturellen Ähnlichkeit an den Synapsen um die Bindungsstelle konkurriert und dadurch die neurologischen Symptome verursacht werden.

Auslösende Faktoren

Eine Erhöhung der ALA-Synthese-Aktivität in der Leber löst den Anfall aus. Frauen zum Zeitpunkt der Menstruation sind besonders betroffen. Eine verminderte Kalorienzufuhr, insbesondere ein Mangel an Kohlenhydraten, führt häufig zum Ausbruch. Auch chemische Substanzen, die das Entgiftungssystem Zytochrom P 450 in der Leber aktivieren, begünstigen einen Anfall. Aber auch Stress, Infektionen oder chirurgische Eingriffe können Auslöser sein.

Laborbefunde

Die Patienten scheiden unterschiedlich große Mengen 5-Aminolävulinat (ALA) und Porphobilinogen (PBG) im Urin aus. Die Ausscheidung ist besonders hoch zu Beginn einer Attacke. Der Urin kann eine dunkelrote Farbe annehmen. Die Hämoglobin- und die Bilirubinbildung ist ungestört.

Therapie von AIP

Die Behandlung zwischen den Attacken umfasst eine regelmäßige, ausreichende Ernährung, die Vermeidung von Medikamenten, die eine Porphyrie auslösen können und die konsequente Behandlung anderer Erkrankungen. Während einer Attacke kommt Hämatin zum Einsatz.

Ist Kryptopyrrolurie eine Porphyrie?

Kryptopyrrol ist chemisch 2,4-Dimethyl-3-Ethylpyrrol. Porphobilinogen (PBG) dagegen hat die chemische Bezeichnung 2-Aminomethyl-3-Acetyl-4-Propionylpyrrol.

Porphobilinogen wird aus zwei Molekülen 5-Aminolävulinat gebildet. Nach der Desaminierung werden vier Moleküle Porphobilinogen durch Polyaddition zu Hydroxymethylbilan zusammengesetzt. Später wird die Zyklisierung so gelenkt, dass der Ring D „verkehrt herum“, nämlich spiegelbildlich eingebaut wird (Uroporphyrinogen III anstelle von Uroporphyrinogen I). Durch mehrfache Decarboxylierung entsteht schließlich Koproporphyrinogen III und durch Oxidation Protoporphyrin.

Wenn aus vier Molekülen Porphobilinogen keine Polyaddition zu Hydroxymethylbilan eintritt, weil die Acetyl- und die Propionyl-Gruppe am Pyrrolring vertauscht worden sind, dann entsteht durch Decaboxylierung und Oxidation 2,4-Dimethyl-3-Ethylpyrrol oder Kryptopyrrol.

Wo passiert der Fehler?

Porphobilinogen wird aus zwei Molekülen 5-Aminolävulinat gebildet, das zuvor in den Mitochondien aus Succinyl-CoA und Glycin entstanden ist und danach ins Zytoplasma ausgeschleust wurde. Hier muss der Fehler passieren. Es entsteht jetzt nicht Porphobilinogen, sondern ein falsches Molekül mit vertauschter Acetyl- und Propionylgruppe am Pyrrolring, das nicht weiter verstoffwechselt werden kann und vom Organismus entsorgt werden muss. Insbesondere kann mit diesem „falschen" Porphobilinogen keine Polyaddition zu Hydroxymethylbilan erfolgen. Der weitere Verlauf ist bekannt. Der nachfolgende Zinkmangel verstärkt die Problematik.

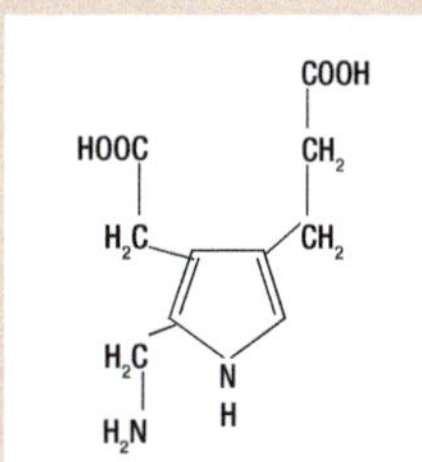

Porphobilinogen

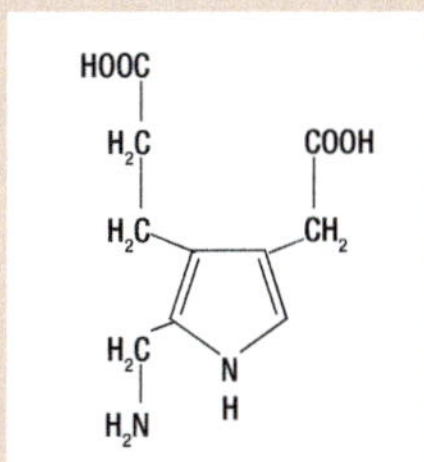

Porphobilinogen mit vertauschter Acetyl- und Propionyl-Kette

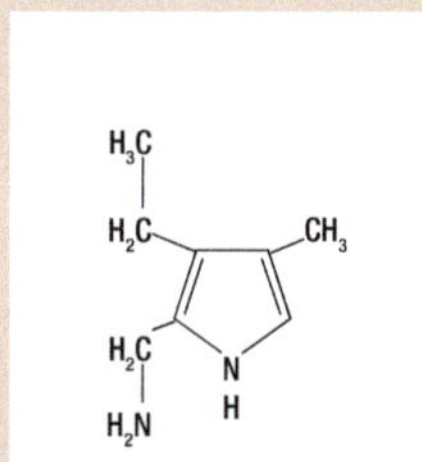

Kryptopyrrol

Wo liegt der Unterschied zur Porphyrie?

Kryptopyrrolurie ist keine klassische Porphyrie, aber trotzdem eine Störung des Porphyrie-Stoffwechsels. Die Häm-Biosynthese ist gestört. Es fehlt die Dramatik der Porphyrie-Attacken. Der Verlauf der Kryptopyrrolurie ist schleichend, die Veränderungen sind chronisch fortschreitend, aber für den einzelnen Menschen trotzdem außerordentlich bedeutsam.

Weitere Informationen

Bücher zum Thema

- *Nährstofftherapie bei psychischen Störungen*, Carl C. Pfeiffer, Karl F. Haug Verlag, Heidelberg 1990, ISBN 978-3-77601-172-2 (Antiquariat)
- *HPU und dann...?*, J. Kamsteeg, KEAC, Weert/Niederlande 2005, ISBN 978-9-08091-172-7 (Antiquariat)
- *Leitfaden Mikronährstoffe*, E. und N. Schmidt, Elsevier Urban & Fischer Verlag, München 2004, ISBN 978-3-43756-540-3
- *Leben mit Hashimoto-Thyreoiditis*, L. Brakebusch, A. Heufelder, W. Zuckschwerdt Verlag, 7. Auflage, München 2016, ISBN 978-3-86371-196-2
- *Histamin-Intoleranz, Histamin und Seekrankheit*, R. Jarisch, G. Thieme Verlag, Stuttgart 2013, ISBN 978-3-13105-383-1
- *Der kleine Souci, Fachmann, Kraut. Lebensmitteltabelle für die Praxis*, Wissenschaftliche Verlagsges., Stuttgart 2011, ISBN 978-3-80472-679-6
- *Natürliches Progesteron*, J. R. Lee, Akse Verlag, München 2014, ISBN 978-3-98057-060-2
- *Orthomolekulartherapie in der Praxis*, E. Blaurock-Busch, Natura med, Neckarsulm 1996, ISBN 978-3-93070-603-7
- *Nutriologische Medizin*, M. R. Werbach, Hädecke Verlag, Weil der Stadt 2001, ISBN 978-3-77500-238-7
- *Karlsons Biochemie und Pathobiochemie*, Karlson, Doenecke, Koolman, Fuchs und Gerok, Thieme Verlag, Stuttgart 2005, ISBN 978-3-13357-815-8
- *Mitochondrien, Bodo Kuklinski Aurum-Verlag 2018* ISBN 978-3-89901-894-3

Website

- www.leben-mit-kpu.de

Labors zur Bestimmung von Kryptopyrrol oder Hämopyrrollaktam

Sension GmbH
D-86153 Augsburg
Provinostraße 52, Geb. B14
Telefon: 0821 4557990
www.sension.eu

Lab4more GmbH
D-80333 München
Bavariahaus, Augustenstraße 10
Telefon: 089 5432170
www.lab4more.de

Bezug von Mikronährstoffen

Heck Bio-Pharma GmbH
D-73650 Winterbach
Gerberstr. 15
Telefon: 07181 9902960
www.heck-bio-pharma.com

Stichwortverzeichnis

Symbole

A

B

C

D

M

N

O

P

Impressum

Die Deutsche Nationalbibliothek verzeichnet diese Publikation in der Deutschen Nationalbibliografie. Detaillierte bibliografische Daten sind unter http://dnb.d-nb.de abrufbar.

ISBN 978-3-86371-337-9

7. Auflage

Umschlagabbildung: © SH-Vector – Shutterstock

Autoren und Verlag haben große Sorgfalt darauf verwandt, dass dieses Buch dem Wissensstand bei seiner Fertigstellung entspricht. Für Angaben zu Dosierungen und Applikationsformen kann dennoch keine Gewähr übernommen werden. Die Nutzer dieses Buches sind zu sorgfältiger Prüfung von Herstellerinformationen (z.B. Beipackzettel) und zur Konsultation eines Spezialisten angehalten. Eine Haftung der Autoren, des Verlages oder ihrer Beauftragten für Personen-, Sach- oder Vermögensschäden ist ausgeschlossen.

Sollte diese Publikation Links auf Websites Dritter enthalten, übernehmen wir für deren Inhalte keine Haftung, da wir uns diese nicht zu eigen machen, sondern lediglich auf deren Stand zum Zeitpunkt der Erstveröffentlichung verweisen.

Warenzeichen werden nicht immer kenntlich gemacht. Aus dem Fehlen eines entsprechenden Hinweises kann nicht geschlossen werden, dass es sich um einen freien Warennamen handelt.

Druck und Bindung: Elanders GmbH, D-71332 Waiblingen
Printed in Germany
Dieses Buch ist auch als E-Book erhältlich.

Abbildungsnachweis

Fotolia: S. 28 © Christian Schwier, S. 38 © Kaarsten, S. 41 © Konzeptm, Markus Guhl, S. 42 © Tyler Olson, S. 46 © contrast werkstatt, S. 49 © Gina Sanders, S. 51 © pixdesign 123, S. 61 © contrast werkstatt, S. 79 © Quade, S. 104 © WavebreakmediaMicro, S. 110 © Anatoliy Samara, S. 161 © fotogal, S. 162 © Brigitte Bonaposta;
Incors GmbH: © Icons auf Seiten 22–25, 60, 100, 102, 109, 130, 154
Morguefile: © S. 26, S. 50, S. 72, S. 87, S. 115, S. 133, 136, 137;
istock: S. 100 © Medical concept, S. 131 © Chris Hutchinson,
Shutterstock: Cover U1 © SH-Vector, S. 29 © oneinchpunch, S. 91 © Kzenon, S. 101 © Alliance;
J. Strienz: © S. 5, 19/20, S. 37, S. 107, S. 131;
Zuckschwerdt Verlag: © S. 58, S. 90;
S. 73 © all free download und LifeArt, S. 82 © Anton Ignatenco, S. 92 © subbotina Anna, S. 93 © akan corbaci, S. 147 © Melanie Vollmert, S. 158 © Olga Lyubkin, S. 166 © Sebastian Kaulitzki